Für Karen und Kati.

Kristina Dorencke

Mein Defi, mein Rolli und ich

Vom plötzlichen Herztod zurück ins Alltagsleben.

© 2009 Kristina Dorencke
Herstellung und Verlag: Books on Demand GmbH, Norderstedt
ISBN: 9783837038484

Hier bleibe ich, hier ist es schön. Diese himmlischen Stimmen, die ich höre, möchte ich wirklich nicht mehr missen. Eingehüllt in wolkenweiche Wohligkeit möchte ich einen Blick wagen in die Richtung, aus der gerade der "Abendsegen", mein Lieblingslied aus Humperdinck's "Hänsel und Gretel" wunderschön zweistimmig ertönt.

Welche Engel singen da und bewachen meinen Schlaf, aus dem ich mich langsam an die Oberfläche des Erwachens kämpfe?

Meine Augenlider folgen nur äußerst träge meinem neugierigen Kommando. Doch dann bin ich wach, öffne die Augen und sehe meine beiden Töchter, die an meinem Bett sitzen und mit merkwürdigem Gesichtsausdruck mein Wachwerden beobachten.

Wieso sind die Beiden eigentlich hier bei mir? Und was macht überhaupt Kiara in Bad Heimburg? Mir fällt ein, dass sie Pfingsten zu Besuch kommen wollte, ja, das wird's sein. Und Kaja mit ihrem operierten Fuß, die kann doch gar nicht laufen, wie ist sie denn hierher gekommen?

Überhaupt: Hierher -wo sind wir denn eigentlich?

In himmlischen Gefilden, in denen ich mich bis gerade eben noch wähnte, bin ich jedenfalls nicht -oder nicht mehr. Hier sieht es eher nüchtern bis steril aus. Das will ich nicht, ich will wieder dahin zurück, wo es so wunderschön hell und wohlig warm war. Und die Engelsstimmen möchte ich wieder hören und weiter schwelgen in diesem schwerelosen Zustand.

Aber ich sollte lieber höflich sein und meinem Besuch etwas anbieten. Kaffee? Ja, ich könnte auch einen Kaffee vertragen. Vielleicht werde ich dann etwas munterer, denn irgendwie fühle ich mich immer noch wie in Watte gehüllt und nehme alles nur wie durch einen Nebel wahr.

Okay, Kaffee und Pizza schlage ich vor. Komischerweise reagieren meine Töchter etwas zurückhaltend und gucken mich leicht schräg an.
"Mama ist wieder da, sie will Kaffee!" sagen sie zu einer fremden Frau.
Wer ist das denn nun wieder?
"Du hast aber lange geschlafen, wir singen schon 'ne ganze Weile hier, aber du hast uns gar nicht gehört."
Doch, denke ich, ich habe euch gehört, nur wusste ich nicht, dass ihr das seid.
Und wieder schauen die Beiden mich so merkwürdig beobachtend an.
Mit meiner Vermutung bezüglich Pfingsten liege ich übrigens falsch, es ist Muttertag -also sind sie deswegen hier, klar.
Wahrscheinlich wundern sie sich jetzt, warum ich immer noch so faul hier herumliege. Ich weiß das auch nicht, ich weiß nur, dass ich immer noch schrecklich müde bin und weiter schlafen möchte, noch ein bisschen dösen in dieser anderen Welt.

Langsam dringt eine bekannte Stimme durch meinen schönen farbenfrohen Traum zu mir vor. Aha, Kai ist da, seines Zeichens Arzt und Vater meiner Kinder. Was macht er hier?
Warum dauert das nur so lange bis ich meine Augen endlich auf bekomme? Ich habe nicht die geringste Ahnung, was überhaupt hier und vor allem mit mir los ist. Aha, nun sehe ich, wenn auch leicht verschwommen, dass Kai sich mit einem mir unbekannten Mann unterhält. So ein typisches Gefachsimpel unter Medizinmännern -also nichts Besonderes, das kenne ich ja seit Jahrzehnten.
Kiara und Kaja sind auch noch da. Oder schon wieder? Ständig Besuch zu haben, bin ich nun doch nicht so gewöhnt, also muss ich jetzt mal heraus finden, was all diese Menschen hier eigentlich wollen.

Erst einmal lausche ich ein bisschen dem Doktoren-Gespräch.
Sie reden über jemanden, der operiert werden soll. Der mir nicht bekannte Doktor antwortet gerade auf Kais Frage: "Die Diagnose heißt 'der überlebte plötzliche Herztod'. Wir müssen einen Defi implantieren, und für diese OP muss man sie nach Bad Niehausen verlegen."
Während ich noch versuche, ein paar mitleidige Gedanken an die arme, so kranke Person aufzubringen, dämmert mir anhand der Blicke, die ich von Kai und meinen Töchtern abbekomme, dass es sich bei der ganzen Geschichte um mich handeln muss. Oh nein, Moment mal, das kann ja gar nicht sein! Ich und OP? Niemals! Jeder weiß, dass ich mich nicht operieren lasse, ich habe schon immer panische Angst vor Narkose und bin fest überzeugt, dass garantiert bei mir irgend etwas schief geht. Nein, nein, nicht mit mir!
"Nur über meine Leiche!" höre ich mich sagen.
Und darauf die Antwort des Chefarztes der Intensivstation, auf der ich mich, ohne es bisher zu wissen, befinde: "Das hatten wir ja gerade, Frau Dorencke. Und damit das nicht noch mal passiert, müssen wir Sie operieren und Ihnen einen Defibrillator implantieren."
Aha.

Was mach' ich denn jetzt nur?
Kai und die Mädels schauen betroffen vor sich hin. Kai fragt mich aus, ob ich weiß, wo ich bin, welcher Tag ist, ob ich weiß, was mit mir passiert ist. Um diese Fragerei, die mir sehr lästig ist, ein bisschen abzukürzen, gebe ich vor, alles genau zu wissen. Allerdings fliegt der Schwindel anhand von wahrscheinlich doch nicht so zutreffenden Antworten meinerseits ziemlich schnell auf.

"Du warst gestern Abend noch beim Orthopäden, weißt du, warum?" fragt Kai.

"Klar," murmele ich, "wegen meiner Bandscheibe."

Voll daneben.

"Du hast eine Sehnenscheidenentzündung am rechten Arm, der Orthopäde wollte dich arbeitsunfähig schreiben, aber du warst stur und hast gesagt, das ginge im Moment absolut nicht und du müsstest unbedingt zur Arbeit."

Ach so. Keine Ahnung, davon weiß ich wirklich nichts, aber das gebe ich nicht zu. Ich will das alles nicht, nicht die Fragen, nicht die Blicke, nicht das Ärztegerede. Ich dämmere lieber weiter vor mich hin, höre nicht mehr zu, schalte innerlich ab.

Manchmal fragt man sich: Was ist Traum, was ist Wirklichkeit?

Ich frage mich das in diesem Fall nicht. Meine Wirklichkeit, das ist das Helle, Warme, Weiche, Bunte. Hier treffe ich Menschen, die ich lange nicht gesehen habe und über deren Anwesenheit ich mich außerordentlich freue. Alte Bekannte, Freunde, meine Eltern -und alle lachen, tanzen und sehen erstaunlich jung und heiter aus. Es ist eine absolut fröhliche Gesellschaft und ich fühle mich dort richtig wohl. Alles ist so wunderbar unkompliziert, von einer berauschenden Leichtigkeit, Lebendigkeit und Lebensfreude.

Nur wenn ich meine Augen ab und zu auf mache, dann kommt mir alles merkwürdig und unrealistisch vor.

Dieses unförmige verschwollene blaue Gebilde links neben meinem Körper, soll das mein Arm, meine Hand sein? Nie im Leben! Das sieht eher aus wie ein Elefantenbein. Aber es bewegt sich, wenn ich versuche meinen Arm zu heben, und gleichzeitig spüre ich einen

ziemlich unangenehmen Schmerz. Komisch. Kai hatte doch gesagt, der rechte Arm sei der mit den Schmerzen. Stimmt auch irgendwie, der tut nämlich auch ziemlich weh.
Verstehe ich alles nicht.

Und immer wieder meine Kinder - so oft sind die doch sonst nicht bei mir. Sie erscheinen mir unsicher, bemühen sich aber, das zu überspielen und machen Witzchen -auf meine Kosten natürlich. Das wirkt allerdings auf mich irgendwie beruhigend, kommt mir bekannt vor, und außerdem kann das alles hier ja nicht wirklich schlimm sein, wenn die Beiden sich so köstlich über mich amüsieren.
Sie erzählen mir, warum genau ich mich hier in diesem Krankenhaus befinde. Ich höre ihnen zwar zu, aber ich kann ihre Worte nicht festhalten, nicht verinnerlichen, was sie mir mitteilen wollen.
Immer wieder verlasse ich diese ungastliche Stätte, wo es anscheinend von Ärzten und Krankenschwestern nur so wimmelt, um wieder ein Stückchen zurück in meine schönere Welt zu finden. Doch genau das wird leider zusehends schwieriger. Meine schöne Ruhe ist dahin, ständig werde ich gestört und in die Krankenhaussituation zurück katapultiert.

Man kümmert sich wohl sehr um mich, und ich lasse alles möglichst gnädig über mich ergehen. So empfinde ich es zumindest. Meine Töchter erzählen, ich hätte bereits des Öfteren unwirsch zu den Ärzten und Schwestern gesagt: "Sie stören! Sie sind so lästig!" Ein bisschen muss ich kichern, denn anscheinend sagt man im Zustand des absolut Unbewussten doch die Wahrheit.

Ständig werde ich mit all den Dingen des Krankenhausalltags konfrontiert, die ich immer schon als äußerst unangenehm und für mich selbst als absolut unvorstellbar angesehen habe. Jetzt habe ich das Gefühl, mein ganzer Tag besteht aus Untersuchen, Spritzen, Blutdruck messen und dergleichen.
Ich möchte wieder in meinen Schwebezustand zurück!

Schon wieder Besuch. Marc und Kaja sind da.
Stimmt, Kaja hatte gestern was davon gesagt, dass Marc unbedingt kommen will. War das gestern? Oder vorhin? Anscheinend bekomme ich immer noch nicht alles auf die Reihe, und schon gar nicht irgendwelche Zeiträume. Auch Marc kann ich nicht wirklich einordnen, warum will gerade er mich besuchen?
Kaja hatte gesagt, es wäre ihm sehr wichtig, schließlich sei er ja mein Freund und er sei mit den Nerven völlig am Ende und will mich unbedingt sehen.
Ganz schwach dämmert mir in Verbindung mit Marc etwas Vages, Ungeklärtes, aber ich kann es nicht in den Griff bekommen. Kaja hatte eine Bemerkung gemacht, dass ich sie ja wohl nicht mit meinen ungelösten Männer-Problemen hier zurück lassen wollte.
Wieso zurück lassen? Wieso Männer-Probleme?

Im Moment habe ich wohl ein weiteres Problem, denn ich kann mir nicht merken, was meine Töchter und Kai mir alles über mich und den Grund meines Hierseins erzählt haben -und ich kann mich nicht erinnern, was eigentlich genau in meinem Leben los ist bzw. los war, bevor ich hier gelandet bin. Da ich aber gerade diese Tatsache auf keinen Fall zugeben möchte, mache ich erst mal gute Miene zu welchem Spiel auch immer, lasse mich überraschen und hoffe, dass ich bald meine Mosaiksteinchen soweit zusammen habe, dass sich ein einigermaßen klares Bild ergibt.

Nun hat sie also Marc in die Intensivstation, kurz ITS geschleust und da sitzen sie links und rechts von meinem Bett. Kaja lacht viel und wirkt sehr locker. Marc ist angespannt und unsicher.

Und ich selbst sammele nur Eindrücke vom Verhalten der Beiden, ohne es wirklich deuten zu können.

Auch diesmal kann ich dem Gespräch nicht recht folgen, obwohl ich mich aktiv daran beteilige. Die Worte werden ausgesprochen und verflüchtigen sich sofort, bleiben nicht bei mir hängen, weder meine eigenen noch die der Anderen.

Inzwischen werden meine Wachzeiten in diesem Krankenhausbett deutlich länger. Ich gewöhne mich an die regelmäßigen Besuche von Kaja und nutze die Zeit, sie immer wieder mit Fragen zu löchern, denn ich habe inzwischen ein großes Bedürfnis, mein Mosaikbild endlich zu vervollständigen. Sie steht mir auch geduldig Rede und Antwort, erwähnt zwar immer mal wieder, sie habe mir das alles schon mehrfach erzählt, aber da ich mir das nicht behalten habe, erzählt sie es eben noch ein weiteres Mal. Mir wird irgendwo tief innen bewusst, dass sie sehr nachsichtig mit mir umgeht. Aber es nützt mir ja nichts, wenn ich weiter vorgebe, alles Erzählte noch zu wissen, nur weil ich mir keine Blöße geben will. So komme ich nicht voran. Es geht um mich und um das, was passiert ist mit mir. Ich weiß nichts, Kaja weiß alles -und sie wird mir helfen zu begreifen, auch wenn ich ihre Geduld sehr strapazieren muss.

Ich habe also einen plötzlichen Herztod erlebt und im Endeffekt auch überlebt.
Mein Glück war wohl, dass ich in einer Arztpraxis arbeite und mir für den Zeitpunkt dieses sehr speziellen Events nicht etwa mein Zuhause oder irgendein Lebensmittelgeschäft ausgesucht habe sondern meinen Arbeitsplatz, an dem eine sofortige ärztliche Hilfe besser gewährleistet war als an jedem anderen Ort weit und breit.
Ich war während eines Telefonats mit meiner Kollegin und Freundin Nora ohne weitere Vorwarnung vom Stuhl gerutscht. Meine anwesende Kollegin Saskia dachte, mein Kreislauf hätte versagt und sie versuchte, mich unter dem Schreibtisch hervor zu ziehen und mich etwas bequemer zu lagern, während sie gleichzeitig andere Kolleginnen zu Hilfe rief und den Chef benachrichtigen ließ. Dieser kam dazu, peilte die Lage und erkannte sofort, dass das Ganze nicht nur ein Kreislaufproblem sondern etwas Lebensbedrohliches war. In einer unglaublichen Geschwindigkeit kamen zwei weitere Chefs aus ihren Abteilungen in unser kleines Schreibbüro -und dann begann der Wettlauf mit der Zeit. Während sie mit Herzmassage und Sauerstoffzufuhr versuchten meinen Zustand zu stabilisieren, erreichte auch der angeforderte Notarzt den Ort des Geschehens. Die üblichen Routinemaßnahmen wurden ergriffen, man versuchte mir einen Zugang zu legen - aber mein Herz hatte seine Funktion einfach eingestellt.
Reanimation. Defibrillator. Strom. Einmal, zweimal.
Einige der anwesenden Ärzte, u.a. auch mein Hausarzt und Exmann Kai, der ebenfalls benachrichtigt worden und aus seinem eigenen Praxisbetrieb sofort zu uns gefahren war, schauten bereits fassungslos zur Seite.
Dreimal - das wird nichts mehr, das dauert schon zu lange.

Einer meiner Chefs murmelte vor sich hin: "Das gibt's doch nicht. Die kann doch hier nicht einfach sterben…"
Viermal. Fünfmal - wir haben einen Sinusrhythmus.

Ich weiß nicht, was in diesem Notarzt vorgegangen ist. Fünfmal Strom durch meinen Körper zu jagen, so lange, bis endlich das Herz wieder beginnt zu schlagen, so lange, bis er es riskieren konnte, mich einigermaßen stabil oder zumindest irgendwie 'lebend' ins nächste Krankenhaus zu transportieren - der Mann muss Nerven haben.
Man kennt es aus Filmen, aus den Soapoperas und Arztserien: Defi! Laden! Alle zurück! Noch mal laden.
Ja, und wenn nach dem zweiten Mal oder spätestens nach dem dritten Mal kein Erfolg zu verzeichnen ist, dann kommt ein bedauerndes Kopfschütteln: Wir haben ihn/sie verloren.
Doch der von irgendeiner höheren Macht extra für mich abgestellte Notarzt machte immer weiter, viermal, fünfmal, eben so lange, bis er den einzigen Erfolg hatte, der wirklich für ihn zählte: Das Herz begann wieder zu schlagen.
Dann ging alles wohl rasend schnell, intubiert wurde ich auf die Trage gepackt, ab in den NAW und mit Blaulicht und Sirene ins nahe gelegene Krankenhaus.
Zurück blieb ein Chaos im Büro und in den Menschen dort, denen ich einen nachhaltigen Schrecken eingejagt hatte.

Im Krankenhaus hat man mich dann in ein künstliches Koma versetzt und Ursachenforschung betrieben. Die ganze Diagnostik-Mühle von Röntgen, Ultraschall über CT, Kernspin bis hin zum Herzkatheter blieb meinem Bewusstsein auf diese Art und Weise Gott sei Dank erspart. Großartig dabei heraus gekommen ist auch nichts, außer dass mein plötzliches Umfallen wohl stressbedingt sein könnte. Die fehlende organische Ursache ist dann auch die Indikation für die Implantation eines Defibrillators, damit ich bei neuerlichem großen Stress nicht wieder ins Kammerflimmern gerate und dann vielleicht nicht sofortige fachmännische Hilfe vor Ort ist und das Ganze weniger glimpflich abgeht als dieses Mal.

Bei den mehrfachen Versuchen des Notarztes, mir einen Zugang zu legen, waren einige Venen der linken Hand zerstört worden. Verständlich, denn wo kein Blutdruck ist, da kann man nun wirklich sehr schlecht eine Vene finden. Diesem Umstand habe ich also meinen überdimensionalen Elefantenarm zu verdanken.
Dieses dick geschwollene, schwarz-blaue Etwas tut höllisch weh und hat Kaja wohl auch anfangs ziemlich entsetzt. Sie fürchtete, der Arm sei vielleicht gebrochen, denn solch eine Schwellung und Verfärbung konnte sie sich kaum anders erklären. Inzwischen sieht man, dass sich von Handmitte bis Höhe halber Unterarm eine riesige Blase zieht, die Farbe hat sich in ein dunkles Rotbraun verändert, das zwar besser zu meinem Teint passt als das hässliche Blauschwarz, aber dennoch nicht wirklich schön aussieht. Am besten vermeidet man den Blick in diese Richtung.

Für den Moment habe ich Kajas Erzählung nun abgespeichert. So war das also. Mein Herz war einfach mal stehen geblieben und hatte mir seinen Dienst versagt. Und zwar über einen ziemlich langen Zeitraum von ca. 35 Minuten. Ganz schön lange Zeit für 'nen Ausflug ins Jenseits. Ich bin beeindruckt.
Time-out, ich rette mich in einen neuerlichen Schlaf.
Inzwischen ist es wohl wirklich nur noch Schlaf und keine Rückkehr in die andere, mir sehr vertraut gewordene Welt. Schade irgendwie. Vielleicht sollte ich froh sein, dass ich wieder lebe und auf dieser Welt bei meinen Leuten bin. Doch im Moment fände ich es entspannter, noch mal dort in meinem Traumreich zu sein.
Die Realität ist ziemlich herb.

Wenn ich wach bin, muss ich all diese lästigen Dinge wie Spritzen, Infusionen, Inhalieren, Lunge trainieren über mich ergehen lassen. Merkwürdig, dass man sich auch daran recht schnell gewöhnt. Sogar meine absolute Spritzenphobie habe ich anscheinend überwunden.
Allerdings gibt es ein großes Problem -und das ist der Toilettenstuhl.
Froh, die noch unangenehmere Bettpfanne los zu sein, empfinde ich den Toi-Stuhl als die weniger große Scheußlichkeit, da zumindest ein Minimum an Selbstständigkeit -von Intimsphäre kann man ja ohnehin nicht reden- gegeben ist. Doch ich habe nicht damit gerechnet, dass ich nicht in der Lage sein würde dieses Gerät alleine zu erklimmen.
Die Schwester schiebt mir den Stuhl neben das Bett und will mir beim ersten Aufstehen behilflich sein, um mich sicher sitzend mir selbst und meinen Geschäften zu überlassen - doch wir beide haben die wohlgemeinte Rechnung ohne meine Beine gemacht. Denn nach meinem Herzen sind sie es jetzt, die mir den Dienst quittieren. Ich kann

nicht aufstehen, nicht ohne Hilfe stehen, kann nicht mal zwei Schritte laufen!

Die Schwester tröstet mich, das sei nur die Schwäche nach der langen Bettlägerigkeit. Aber sie informiert vorsichtshalber den Chefarzt.

Dieser lässt sich dann bei Gelegenheit auch mal meine Unfähigkeit zu laufen demonstrieren. Kai und die Mädchen sind ebenfalls anwesend, und zumindest die drei nehmen meine sicher etwas aufgeregte Schilderung, dass ich meine Beine nicht benutzen kann, Ernst.

Nicht so der Chefarzt. "Nun stehen Sie doch endlich mal auf! Sie haben nur Angst! Stellen Sie sich doch nicht so an! Sie konnten vorher doch auch laufen, dann können Sie es jetzt auch! Los jetzt! Sie müssen nur wollen!"

Ich würde ihm am liebsten einen Tritt in seinen Allerwertesten verpassen, so nervt der mich! Aber genau das geht halt leider ebenso wenig wie das Aufstehen und Laufen. Ich verspüre eine unbändige Wut auf diesen Mann. Würde ich doch nichts lieber tun als aufstehen und laufen, und zwar weg laufen von hier.

Vielleicht ist das jetzt ungerecht von mir, der Mann kennt mich ja gar nicht wirklich. Vielleicht sind nach seiner Erfahrung Patienten in ähnlichen Situationen ängstlich oder wollen nicht 'mitarbeiten'. Andererseits macht mich meine hilflose Situation und das Erlebte der letzten Tage auch ein bisschen dünnhäutig, da kann man schon mal überreagieren.

An meiner Wut ändern diese meine verständnisvollen Gedanken allerdings erst mal nichts. Ich will hier weg. Ganz einfach.

Dieser Wunsch geht in Erfüllung - allerdings leicht anders, als ich mir das eigentlich vorgestellt hatte.

Ich soll verlegt werden nach Bad Niehausen in die überregional bekannte Herzklinik. Der Name der Klinik sagt mir etwas, einige Bekannte mit Herzinfarkt waren dort, bekamen Bypässe oder Stents. Hat einen außerordentlich guten Ruf, diese Klinik.

Da soll ich nun also hin, um mir einen Defi einbauen zu lassen. Naja, da ist das letzte Wort noch nicht gesprochen, und gegen meinen Willen bauen die mir schon mal gar nichts ein. Aber mir erscheint die Aussicht auf diese so tolle Klinik deutlich besser als der weitere Aufenthalt auf dieser ITS hier.

Ich will nicht undankbar sein. Bisher haben sie bei mir alles vollkommen richtig gemacht. Keine Ahnung, welchen Einfluss darauf die Tatsache hat, dass ich in der ortsansässigen Praxis Dr. Quirin arbeite und dass der gleichfalls in Heimburg bekannte Dr. Dorencke mein Mann ist ('Ex' wissen sie ja vielleicht nicht). Jedenfalls haben sie mich wohl nach bestem Wissen und Gewissen versorgt und umhegt. Ich kann und will mich ja auch über das Pflegepersonal in keinster Weise beschweren, im Gegenteil, alle Schwestern und Pfleger sind unglaublich geduldig und hilfsbereit, haben aufmunternde Worte parat und sind einfach total nett. Aber dieser Chefarzt hat bei mir nicht gepunktet. Ich mag ja seiner Meinung nach übertreiben, doch ich fühle mich und vor allem mein Beinproblem nicht adäquat behandelt.

Kai hat darauf beharrt, dass ein Neurologe sich die Sache mal ansehen soll. Doch bis heute ist kein derartiger Facharzt bei mir aufgetaucht. Langsam mache ich mir Gedanken, dass die Unbeweglichkeit der Beine - verbunden mit unschönen ziehenden Schmerzen und einer Art Unruhegefühl und dem Bedürfnis, sie irgendwie zu bewegen, zu strecken- ein Hinweis auf eine Lähmung sein könnte. Ich erinnere mich an letztes Jahr. Ein übler Bandscheibenvorfall der Lendenwirbelsäule

drückte auf einen Nerv, woraufhin mein linkes Bein taub wurde. Damals konnte ich auch nicht laufen, das Bein kribbelte und schmerzte, ich hätte es mir am liebsten abgehackt, so unerträglich war das. Von daher weiß ich schon ein bisschen, wie sich eine Lähmung anfühlt. Gelähmt ist nicht gleich gefühllos, im Gegenteil. Die Nervenschmerzen sind grauenhaft.
Jetzt befürchte ich, dass dieses schreckliche Gefühl sich diesmal in beiden Beinen einstellt.
Um Himmels Willen, bloß das nicht, bitte nicht!

Gut, dann lasse ich mich mal verlegen und schaue, wie es mir im fernen Niehausen ergeht. Vielleicht sehen die Ärzte dort mein Krankheitsbild ja völlig anders, also denke ich auch über eine eventuelle, sehr eventuelle OP gar nicht weiter nach.

*

Nach sieben Tagen ITS werde ich nun nach Niehausen transportiert. Ich weiß nicht, wie ich mir das in meinem wohl immer noch nicht ganz klaren Kopf vorgestellt habe. Wahrscheinlich habe ich gedacht, Kai fährt mich hin oder ein Taxi, allerhöchstens ein Transport im Krankenwagen kam mir noch als Möglichkeit in den Sinn.
Nein, es ist ganz anders. Ein Notarzt und zwei Sanis kommen nebst fahrbarer Trage in mein Zimmer, ich werde darauf verfrachtet, zugedeckt, festgezurrt, verkabelt an ein EKG, ab in einen Notarztwagen und mit Blaulicht und Sirene -letztere allerdings nur aus verkehrstechnischen Gründen und nicht etwa, weil mein Zustand so kritisch ist- geht's über die Autobahn Richtung Niehausen. Der Notarzt sitzt neben mir, hat mich permanent im Blick, kontrolliert regelmäßig Puls und EKG.
Irgendwie verstehe ich den ganzen Aufwand zwar nicht, finde es mit ein bisschen Galgenhumor aber recht schick. In den Kurven erkenne ich sogar den Sinn des Festschnallens: Allein könnte ich mich wohl nicht auf dieser schmalen Liege halten und würde hilflos durch die Gegend purzeln, so 'nen Affenzahn hat der Fahrer drauf.
Ich bin ohnehin ein schlechter Beifahrer. Obwohl ich selbst einen recht flotten Fahrstil habe, kommt mir beim Mitfahren mit Anderen alles viel zu schnell vor, der Abstand zu anderen Fahrzeugen zu gering. Meine Töchter behaupten immer, ich würde ständig mitbremsen und sagen "Achtung, da vorne staut sich's!" oder dergleichen unsinnige Kommentare abgeben, obwohl sie doch alles im Griff und auch selber Augen im Kopf und bereits einige Jahre Fahrpraxis haben. "Das nervt, Mama!"

Gut , ich gebe das ja zu, aber heute empfinde ich die Fahrerei als echt extrem. Nix für meine Nerven, beschließe ich, außerdem läuft doch bei mir sowieso schon alles unter dem Motto 'Zugabe', was rege ich mich auf, ist doch egal, ob wir heil ankommen oder nicht.
Ich versuche ein bisschen zu schlafen.
Das gelingt mir natürlich bei der ruckigen Fahrerei nicht wirklich. In dem NAW klappert es fürchterlich, scheint ein älteres Modell zu sein. Hoffentlich haben sie für wirklich schlimm Kranke einen Wagen mit etwas mehr Komfort, denn wer noch keinen hat, der könnte hier drin echt 'nen Herzkasper bekommen.
Mit derlei humorigen Gedanken beschäftigt, lande ich schließlich wohlbehalten in der Kendeler-Klinik.
Hier sind alle sehr nett zu mir. Meine Sanis schieben mich durch die Klinikflure in einen Aufnahme-Raum und übergeben mich den hoffentlich wissenden Händen der hiesigen Ärzte. Sanis und Notarzt verabschieden sich von mir ganz lieb, schauen für meine Begriffe etwas zu mitleidig auf mich herunter und wünschen mir alles Gute.
Ja, danke, das wünsche ich mir auch, und zwar möglichst bald. Mein Bedarf an Klinik ist jetzt bereits gedeckt, und ich hoffe, dass das hier nur eine kurze Stippvisite wird. Ich winke den Dreien noch mal mit meiner bis auf diverse Zugänge relativ unversehrten rechten Hand hinterher. Macht's gut, ich hoffe, wir müssen uns nie wiedersehen.

Die Ärztin in der Aufnahme ist angenehm ruhig und freundlich. Nachdem sie meine Personalien aufgenommen hat, betrachtet sie leicht irritiert meinen linken Arm. Ich schildere ihr, wie es dazu gekommen ist, also das, was ich von Kaja weiß. Da ich mich nun schon ein bisschen an dieses unförmige hässliche Ding gewöhnt habe, wundere ich mich ein wenig über die Fassungslosigkeit der Ärztin, die sofort den Kopf zur Tür heraus streckt und andere Kollegen, Schwestern und Pfleger herbei ruft.

Ja, kommt nur alle. Letzte Chance, Jungs, noch nehme ich keine Besichtigungsgebühr!

Mein Arm wird von allen Seiten fotografiert. Alle bestaunen ihn, haben so was wohl noch nie gesehen.

Naja, so spannend finde ich das nun auch wieder nicht. In Kliniken gibt es bestimmt noch schlimmere oder ekligere Dinge zu sehen. Aber wenn sie meinen, ich lasse mich gerne noch ein bisschen umtüddeln.

Nach der Fotosession bekomme ich einen schönen neuen Verband. "Dann müssen Sie das nicht immer so sehen! Außerdem ist es unter der großen Blase schon zu Entzündungen gekommen, das müssen wir demnächst mal genauer untersuchen und die Blase abtragen. Aber heute noch nicht." Aha, Galgenfrist. Die wissen noch gar nicht, dass ich mir nicht einfach so was abtragen lasse. Ich werde das schon selber regeln. Vorerst bleibt mal der schöne Verband drum. Jetzt sieht der Arm noch monströser, aber eben schön sauber aus.

Ich schalte wieder ein bisschen ab, während um mich herum reges Treiben herrscht. Eingangsuntersuchung nennt man das. Blutdruck, EKG, Blut abnehmen.

Ich bin der 'plötzliche Herztod aus Heimburg'. Das kenne ich, Kai hat zu seinen Klinikzeiten auch oft von dem 'Blinddarm aus Zimmer 17' oder der 'Galle aus Zimmer 11' gesprochen, das macht man wohl so. Hoffentlich ist das nur ein Tick und kein Hinweis auf die Art und Weise der Behandlung: Den Menschen gibt es nicht mehr, nur eine Zimmernummer oder ein krankes Organ.

Na gut, dann bin ich halt der Herztod, tangiert mich nur peripher, genau wie das Ganze um mich herum.
Ein bisschen fühle ich mich als Zuschauer, stehe irgendwie neben mir - allerdings kopfschüttelnd.

Wieder lande ich auf einer ITS, wieder bin ich verkabelt, wieder piepst und blinkt es an den Geräten neben meinem Bett. Und wieder wird dieser verhasste Toilettenstuhl ans Bett geschoben.
Wieder bin ich hilflos und fühle mich ausgeliefert. Geändert haben sich nur die Gesichter um mich herum, andere Pfleger, andere Schwestern. Aber sie machen genau dasselbe wie in der anderen Klinik. Immer wieder Blut abnehmen, immer wieder Blutdruck messen, immer wieder den Sauerstoff überprüfen, immer wieder irgend etwas spritzen. Und mit immer wieder meine ich immer wieder, ich habe selten mal mehr als eine Viertelstunde Ruhe am Stück.
Überhaupt ist von Ruhe hier auf der ITS nichts zu spüren. Ich liege zwar zurzeit alleine in meinem Raum, aber zwischen meinem und den Nebenräumen können höchstens Pappwände sein, so laut hört man, was nebenan abgeht. Es ist allenthalben ein Gerenne und Gerufe - Intensivstation halt, hier geht es ums Ganze. Und ich mitten drin.
Es spielt eigentlich auch keine Rolle, ob es ruhig ist oder nicht, ich kann ohnehin nicht relaxen. Mir tut alles weh. Ich kann mich nicht bewegen, nicht auf der Seite liegen. Auch das Atmen fällt mir schwer und verursacht Schmerzen. Es fühlt sich an als wären alle Rippen gebrochen. Aber laut Röntgen ist das nicht der Fall.
Schau'n wir mal, was die Ärzte nun mit mir machen.

Zunächst habe ich hier wenigstens etwas mehr Luxus in Form von Fernseher und Telefon. Das ist doch schon vielversprechend, dann geht es sicher bald bergauf mit mir. Und das mit der OP wird sich bestimmt in Luft auflösen.

Allerdings komme ich um eine so genannte EPU (ElektroPhysiologischeUntersuchung) wohl tatsächlich nicht herum.

Die Aufmunterung der Schwester: "Sie hatten ja bereits in Heimburg eine Herzkatheter-Untersuchung, da kennen Sie das ja schon. Eine EPU ist im Prinzip auch nicht viel anders!" geht natürlich voll ins Leere. In Heimburg hatte ich alle Untersuchungen im Koma absolviert, also Null davon mitbekommen.

Aber das erwähne ich jetzt nicht, nützt ohnehin nichts. Sie meint es ja nur gut, will mich beruhigen, alles halb so schlimm und so. Ich werde ihr ihre Illusionen nicht nehmen, das wäre kleinlich von mir. Doch mir ist mulmig, diese EPU soll bereits morgen stattfinden. Die verlieren hier echt keine Zeit.

Aber Dank der vielen Medikamente, die ich seit Tagen bekomme, und meines allgemein leicht reduzierten Wahrnehmungsvermögens bin ich gar nicht so übermäßig beunruhigt oder nervös. Wie bereits erwähnt: Ich stehe irgendwie neben mir und schaue zu, was mit mir geschieht - allerdings ahne ich inzwischen, dass ich aus dieser gesamten Nummer nicht so schnell heraus kommen werde.

Auf dem Weg zur EPU steigert sich dann doch eine nervöse Unruhe. Ist auch wirklich dämlich, im Bett durch die Gänge geschoben zu werden. Ich habe das Gefühl, jeder starrt mich an, mitleidig, neugierig.

Ich komme mir vor wie ein Lämmchen auf dem Weg zur Schlachtbank. Nur die mein Bett schiebenden Schwestern herzen und scherzen, planen ein Pizza-Essen für den Abend und liefern mich mit einem fröhlichen "Dann bis später, Frau Dorencke! Wir holen Sie nachher wieder ab!" in der OP-ähnlichen Abteilung ab.

Das Gefühl mit der Schlachtbank wird zur traurigen Realität, als der zuständige Arzt versucht den Katheter in meiner Leiste zu platzieren. Die örtliche Betäubung zeigt keinerlei Wirkung und ich denke einen Moment lang:"Der schneidet mir hier bei vollem Bewusstsein ein riesiges Stück Fleisch aus dem Bein!" Himmel, der Schmerz blitzt bis ins Hirn und ich fühle mich einem neuerlichen, diesmal jedoch nicht künstlich herbeigeführten Koma sehr nahe. Nach fünf bis sechs Versuchen und mehreren innigen Schwüren meinerseits, dass meine Rache fürchterlich sein wird, hat der an und für sich sehr nette Doktor es endlich geschafft: Der Katheter sitzt und die Untersuchung kann beginnen.

Der Arzt schiebt den Katheter unter Röntgenkontrolle Stück für Stück weiter vor in Richtung Herz. An einer bestimmten Stelle habe ich sogar das Gefühl, es kitzelt mich etwas von innen im Bauch. Es ist fast ein bisschen lustig. Auf einem Monitor kann ich beobachten, wie der Katheter mit jedem Herzschlag im Rhythmus seine Bahn zieht, bis er nach Ansicht des Arztes an der richtigen Stelle sitzt. Ein paar kleine Korrekturen, noch mal vor und zurück und wieder vor. Nun kann die eigentliche Untersuchung losgehen.

Das alles findet unter absolut sterilen Bedingungen statt, ich bin komplett in Tücher eingehüllt und kann mich überhaupt nicht bewegen. Soll ich wohl auch nicht. Ein bisschen hat das was von Nophretete, mumienmäßig eingewickelt, nur der Kopf guckt heraus -sicher nicht so hoheitsvoll wie beim Original, aber immerhin ist diese Vorstellung ein Grinsen wert.

Der Arzt erklärt mir, dass er nun von mir weggehen, sich aber während der gesamten Untersuchung im Raum befinden werde, so dass ich keine Angst haben müsse.

Er muss nun per Computer mein Herz stimulieren, es auch zum Rasen bringen. Das wird ziemlich unangenehm für mich sein, aber es kann nichts passieren. Sollte es dabei doch zum Kammerflimmern kommen, sei ja der Katheter schon an der richtigen Stelle und man könne sofort eingreifen.

Prima, das macht Lust auf mehr! Worauf habe ich mich hier eigentlich eingelassen? Meine Begeisterung hält sich schwer in Grenzen.

Unangenehm wird es wirklich, da hat der liebe Doktor Recht. Vom Herzrasen über Aussetzer, Schweiß schießt aus allen Poren und ich habe das Gefühl zu platzen.

"Das ist ganz normal!" ruft der Doc fröhlich zu mir herüber.

Danach bin völlig erschöpft. Da nützt mir auch das Lob, ich sei sehr tapfer gewesen, überhaupt nichts.

Auf meine Frage, ob er denn wenigstens etwas Pathologisches gefunden habe an meinem Herzen, kommt die Antwort: "Nein, da ist alles in Ordnung."

Und dafür bin ich durch die Hölle und zurück! Aber besser ist es ja, man weiß genau Bescheid.

Auf dem Weg zurück in mein Zimmer macht sich eine kleine Hoffnung in mir breit, dass ich nun vielleicht um den Einbau eines Defis herum kommen könnte, da die Ärzte ja jetzt wissen, dass mein Herz soweit gesund ist. Wofür also noch die OP?
Aber weit gefehlt. Gerade die Tatsache, dass nichts zu finden ist, was meinen plötzlichen Herztod verursacht haben könnte, gerade das ist tatsächlich die Defi-Indikation, weil zu befürchten ist, dass mein Herz in Stresssituationen wieder zu flimmern beginnt. Das hatte also der Chefarzt aus Heimburg schon richtig eingeschätzt. Chapeau!
Der Defi soll also eine Art innerer Aufpasser und gegebenenfalls Lebensretter für mich sein.

Genau genommen interessiert mich persönlich diese Tatsache gar nicht so sehr. Für mich war dieses Umfallen und 'weg sein' nicht schlimm. Im Gegenteil, genau so hatte ich mir meinen Tod immer gewünscht. Okay, nicht gerade auf der Arbeit in diesem Stress behafteten Büro, sondern am liebsten in bester Stimmung bei meinem Lieblingsgriechen einfach vom Hocker sinken, so mitten aus dem Leben heraus - ohne Krankheit und Siechtum, wie ich es bei dem langen Dahinsterben meiner Mutter mit ansehen musste.
Die Tatsache, dass ich meine Idealvorstellung vom Totumfallen häufig genug vor anderen, auch vor meinen Kindern erwähnt hatte, half übrigens Kaja, ihrer großen Schwester Mut zu machen, als ich noch im Koma lag und man befürchtete, ich würde vielleicht nicht mehr aufwachen.
Sie tröstete Kiara:"Mama wird wieder wach! Sie hat immer gesagt, sie will in ihrer Stammkneipe in lustiger Runde mitten unter ihren Freunden

umfallen. So 'nen Tod auf der Arbeit akzeptiert sie nicht! Sie kommt wieder!"

Und Kaja hat Recht behalten. Ich bin wieder da.

Allerdings bin ich wohl nach all dem emotionalen und organisatorischen Stress meinen Kindern und auch der weiteren Familie und den Freunden etwas schuldig. Was in denen während meiner seligen Absence vorgegangen ist, muss der reine Horror gewesen sein. Jetzt bin ich wieder einigermaßen okay und sie erwarten natürlich, dass ich ihnen weitere Szenarien dieser Art in Zukunft erspare und alles dafür tue, dass mein zweites Leben in ruhigem Fahrwasser verläuft. Dazu gehört zu allem Anfang erst einmal die Implantation des Defi.

Kiara macht mir das bei einem Besuch ganz deutlich klar:

"Du willst doch sicher mal wieder mit mir runter fahren nach München. Ohne Defi kannst du das haken. Meinst du, ich bin scharf drauf, dass du dann plötzlich neben mir im Auto tot umfällst? Was soll gerade ich denn dann zum Beispiel machen, mitten auf der Autobahn? So 'ne kleine OP ist doch nichts Schlimmes. Und sicher ist sicher. Also, lass dich operieren!"

Allein die Angst meiner Töchter, mein Event könnte sich wiederholen und dann vielleicht nicht so glimpflich ausgehen, lässt mich die Entscheidung pro Operation fällen. Ich selbst, ganz auf mich allein gestellt, würde das Risiko einer Wiederholung in Kauf nehmen, ging es mir doch in meiner 'Abwesenheit' nur gut, fand ich es doch dort, wo auch immer ich war, so schön, hell, warm, freundlich - ein durchaus erstrebenswerter Zustand eben. Doch meine Kinder, auch wenn sie schon 26 und 29 sind, können ihre Mutter vielleicht ab und zu noch brauchen oder wollen sie zumindest jetzt noch nicht gehen lassen. Also werde ich mich fügen und mich operieren lassen. Sollen die Ärzte mir halt diesen komischen Defi einbauen.

Es ist Wochenende, die OP ist prophylaktisch für Dienstag auf den Plan gesetzt worden, vorher gibt es noch einmal eine Besprechung, sagt man mir.

Nun ja, bis dahin sind es ja dann noch ein paar Tage, an denen ich es mir hier so gemütlich wie möglich machen will. Die allgegenwärtigen Schmerzen hindern mich ein bisschen daran, die richtige Liegeposition kann ich auch noch nicht finden, aber das Fernsehprogramm lenkt etwas ab - sowohl von den Schmerzen als auch von den Gedanken an die bevorstehenden OP.

Das Telefon erhält mir den Kontakt zur Außenwelt. Familie und Freunde melden sich, alle sind immer sehr bestürzt, manche weinen sogar und lassen sich dann von mir trösten.

"Ach, mir geht es doch gut, ist alles halb so schlimm, bin doch wieder da, war nur ein Schreck in der Mittagsstunde."

Ich erzähle Kaja immer von den Telefonaten, sie kann mich dann später wieder daran erinnern, denn noch immer kann ich zwar reden, zuhören und antworten, aber behalten kann ich mir weder Einzelheiten noch manchmal überhaupt die Tatsache, dass und mit wem ich telefoniert habe.

Hat mein Hirn vielleicht doch einen leichten Schaden erlitten? Oder sind das wirklich 'nur' die Erscheinungen des so genannten Durchgangssyndroms? Keine Ahnung. Jedenfalls merken meine Gesprächspartner wohl nicht allzu viel davon. Das ist auch gut so.

Mein netter Pfleger Axel macht den Vorschlag, mein Bett vom Fenster weg auf den ersten Platz am Schrank zu schieben, ich hätte es dann näher ins Bad und vielleicht würde ich mich dann mal trauen, ein paar Schritte zu gehen. Da ich permanent an ein EKG angeschlossen sein muss, würde er mich 'an die lange Leine' nehmen, d.h. es gibt ein ganz langes Verbindungskabel, das bis ins Bad reichen würde -wenn ich denn ins Bad käme, denke ich.

Aber es klingt verlockend und ich willige ein unter der Bedingung, dass er mich mit dem fahrbaren Toi-Stuhl ins Bad schiebt und ich mich da endlich mal ein bisschen frisch machen kann. Gesagt, getan. Fröhlich pfeifend schiebt er mich nebst Bett auf den neuen Platz, richtet Telefon und Fernseher neu ein, fingert an einem ellenlangen Kabel herum, stöpselt es an die Elektroden auf meinem Brustkorb und reicht mir galant die Hand: "Gnädigste, wir können. Die Inthronisationen gehören der Vergangenheit an, Sie werden von jetzt an das einzigartig kühle Porzellan unserer Kloschüssel in vollem Umfang genießen können!"

Ich lasse mich von seiner guten Laune anstecken und finde es richtig spannend, mein Heim-auf-Zeit weiter erforschen zu können. Das Bad kenne ich ja noch nicht. Ich sehne mich nach fließendem Wasser und Duschgel. Es ist Mitte Mai und hochsommerlich heiß. Die kleine Katzenwäsche morgens ist im wahrsten Sinne eine solche, nämlich für die Katz'. Im Bett sitzend, eine Schüssel mit Wasser, etwas Seife, ein Waschlappen – sieht us wie, sagt der Rheinländer, sieht aus wie waschen, is et aber nit. Das ist ein Tröpfchen auf einen heißen Körper. Besser als nichts, aber normalerweise eine tägliche Dusche gewöhnt, fühle ich mich nach inzwischen neun Tagen ziemlich klebrig. Also, nichts wie los in das Reich mit dem kostbaren Nass.

Axel startet einen Versuch, mich zum Laufen zu überreden. "Ich stütze Sie, dann brauchen wir den doofen Klostuhl doch nicht. Im Bad setze ich Sie dann auf einen Stuhl und Sie können sich in aller Ruhe im Sitzen waschen. Wär' das was? Ja, das wär' was, oder?" Oh, Mann, was gäbe ich dafür, lieber Axel! Aber hast du es denn auch immer noch nicht kapiert? Ich kann nicht!! Den Tränen der Verzweiflung nahe, lasse ich mich von ihm hochziehen -und sacke gleich wieder ein, so dass er mich mit einer eleganten Linksdrehung auf den bereit stehenden Toi-Stuhl befördert.

Das Thema Laufen ist damit erledigt, keine Vorschläge mehr in diese Richtung.

Allerdings ist die Sache mit dem schönen kühlen Porzellan auch nicht ganz so einfach. Die Höhe der Toilette ist zwar ausgesprochen behinderten- und altengerecht, aber für mich immer noch zu tief. Meine Beine halten die kleinste Beugung nicht aus, und ich plumpse trotz Axels Hilfe unsanft auf die Brille.

Immerhin, ich sitze, auch wenn mir jetzt ein weiteres Körperteil weh tut. Ein schwaches Grinsen Richtung Axel, und er verschwindet ebenfalls grinsend aus meinem Blickfeld.

Allein gelassen, genieße ich die neu gewonnene Intimität, endlich mal nicht unter den Augen mehrerer Anderer genüsslich dem alltäglichsten aller Bedürfnisse nachgehen zu können.

Allerdings muss ich danach Axel doch wieder rufen, denn alleine komme ich hier nicht mehr hoch. Ich versuche zwar, mich an dem netterweise auf mich wartenden Klostuhl hochzuziehen, aber keine Chance. Nicht ungeduldig sein, meine Liebe, es ist das erste Mal, beim nächsten Anlauf geht das alles vielleicht schon etwas besser, rede ich mir ein.

Axel bugsiert mich ans Waschbecken, wo ich mich in gleicher Art wie vorhin aufs Klo nun auf einen Stuhl plumpsen lasse. Mein Po registriert die neuerliche Erschütterung unwirsch.

So, von hier aus komme ich bequem an den Wasserhahn und an meine Utensilien -allerdings hängt auch in optimaler Höhe ein Spiegel und der Blick da hinein wirft mich um Jahrzehnte zurück. Wer ist das denn, bitte? Ach du lieber Himmel, ich sehe ja aus wie meine eigene Großmutter -entschuldige, Oma, ich will dich nicht beleidigen, so hast du nie ausgesehen, du warst immer sauber und gepflegt, hattest immer so schöne Haare, meistens zu einem Dutt hochgebunden.

Das, was mir da im Spiegel entgegenblickt, kenne ich nicht. Aber ich wasche es trotzdem.

Verwirrt wie ich bin, beschäftige ich mich jetzt einfach mal mit alltäglichen Handgriffen, also Waschgel her, nicht denken - waschen, Zähne putzen. Haare kämmen. Schon wieder der Blick in den Spiegel, aber mein Gegenüber ist mir jetzt bereits vertrauter als vorhin. Na also, geht doch!

T-Shirt ausziehen, denn mein Oberkörper schreit auch nach Erfrischung und etwas mehr Sauberkeit. Ich hantiere vorsichtig mit dem Waschlappen um die EKG-Kabel herum und ein angenehmes Frischegefühl stellt sich umgehend ein. Ich schaue zufrieden lächelnd noch mal in den Spiegel.

Hätte ich nicht tun sollen.

Ohne T-Shirt ist der Blick frei auf meinen Körper. Rechts und links alles schwarz und blau. Völlig entsetzt starre ich auf meine Rippengegend. Mir wird schnell klar, dass das wohl von der Reanimation herrührt. Ich hatte schon alles so schön verdrängt, jetzt ist es wieder gegenwärtig. Allerdings wird mir nun auch klar, wieso ich nicht liegen und mich nicht ohne Schmerzen bewegen kann. Das ist es also! In Heimburg hatten sie mal gesagt, es sei nichts gebrochen bei der ganzen Aktion mit Herzmassage und Defibrillieren. Aber das hier sieht mir doch stark nach mehreren gebrochenen Rippen aus. Himmel, dann ist es kein Wunder, dass ich mich so fühle, als wäre ich unter einen LKW geraten. Das hätten sie mir ruhig sagen können, denn wenn ich weiß, was los ist, geht es mir immer schon ein bisschen besser als wenn ich keine Erklärung für die Schmerzen habe. Vielleicht hätten sie mir auch mal eine hübsche Salbe auf die großflächigen Hämatome schmieren können? Hat die überhaupt jemand gesehen?

Egal, es ist wie es ist. Ich fühle mich trotz der neuen Erkenntnis erfrischt und bereit für weitere Abenteuer.

Nachdem Axel mich wieder ans Bett geschoben hat, spüre ich eine große Erschöpfung, das Resultat des anstrengenden Ausflugs ins ferne Bad.

Ich werde jetzt ein bisschen dösen.

Zu meiner großen Freude bekomme ich einen herrlich duftenden Kaffee gebracht. Völlig verwundert frage ich, ob ich den denn überhaupt trinken darf, wo sie doch alle so ein Gedöns machen um mein Herz und dieses doch dauerüberwacht wird per Permanentverkabelung.

Doch ja, ich darf. Genussvoll schlürfe ich das wirklich leckere Käffchen und fühle mich wie in einem First class-Hotel. Dass es sich hierbei um einen koffeinfreien Kaffee handelt, ahne ich nicht, ist aber auch egal, denn er schmeckt nach tagelangem wechselnden Angebot von Kamillen-, Fenchel- und Pfefferminztee hervorragend.

So lässt es sich leben. Kaffee, ein kleines Stück Kuchen, Fernsehen - ich vergesse fast ein bisschen, warum ich hier bin.

Besuch bekomme ich auch. Obwohl ich ja nun weiter weg von zu Hause bin, fährt Marc Kaja fast täglich hierher. Dafür bin ich ihm außerordentlich dankbar. Sie versorgt mich mit frischer Wäsche und Unmengen von Saft und vor allem Bonbons. Ich habe eine absolute Schwäche für jegliche Art von Gummibärchen entwickelt und Kaja hat eine neue Sorte Gummibonbons entdeckt, die super schmeckt, schön fruchtig. Es muss für sie sehr umständlich und aufwändig sein, mich mit all dem Kram zu versorgen, den ich so brauche. Schließlich läuft sie selbst noch auf zwei Krücken herum nach ihrer Sprunggelenks-OP im März. Wie schafft sie das alles nur? Waschen, bügeln, einkaufen -ich bedaure, dass ich ihr so viel Arbeit mache im Moment, aber ändern kann ich es nicht, nur froh sein, dass sie alles klaglos für mich erledigt. Sie bringt mir der Einfachheit halber T-Shirts von sich selbst mit, lecker duftend nach ihrem Waschpulver. So spart sie sich den Umweg über meine Wohnung, und ich habe auf diese Art und Weise ein Stückchen Heimat und Familie hier.

Kaja ausgenommen, strengt mich Besuch ziemlich an. Ich spüre, dass die Leute nicht genau wissen, wie sie mit mir umgehen können. Einerseits sind sie froh, dass ich wieder im Leben bin und wollen mich auch unbedingt sehen. Andererseits sind gewisse Hemmungen spürbar, vielleicht aus dem Schock heraus, was mir passiert ist, vielleicht weil sie nicht genau einschätzen können, inwieweit mein Hirn funktioniert und ob ich noch die Alte oder doch durch das Erlebte sehr verändert bin.
So gut es geht, versuche ich einen positiven Eindruck bei ihnen zu hinterlassen, bin aber ordentlich erschöpft, wenn sie dann wieder weg sind. Also, so richtig bei Kräften bin ich halt noch nicht. Doch dass

meine Freunde sogar vor der Intensivstation nicht zurück schrecken, rührt mich schon sehr.

Vor allem als plötzlich eine meiner früheren Chefinnen ihren Kopf zur Tür herein steckt, bin ich total überrascht und freue mich riesig. Eine Kollegin von mir hat ihr per Handy Bescheid gesagt, weil sie wusste, dass Frau Doktor und ich uns immer sehr gut verstanden hatten. Der Anruf erreichte sie auf ihrem Heimweg und sie bog spontan von der Autobahn ab in Richtung Niehausen.

Nun steht sie hier leibhaftig vor mir, etwas betroffen aber sehr erfreut, mich so einigermaßen lebendig vorzufinden. Wir plaudern eine ganze Weile, ich zeige ihr gnadenlos meine grün-blauen Rippen und berichte von der bevorstehenden Defi-OP. Auch sie rät mir zu, sicher ist sicher.

Es ist Samstag Nachmittag, für eine ITS geht es heute sehr ruhig hier zu. Anscheinend keine schlimmen Zwischenfälle.

Während Axel mich für die Nacht vorbereitet, also Antithrombosespritze in den Bauch, Puls und Blutdruck noch mal messen, EKG und Sauerstoff überprüfen, Tabletten für die Nacht bereit legen, bleibt ein bisschen Zeit für ein kleines Plauderstündchen. Er erzählt mir, dass morgen sein letzter Tag hier auf der ITS sein wird. Er geht fort von hier nach Köln, wo er eine neue Stelle angenommen hat.

Eigennützig, wie ich zurzeit nun mal denke, bedaure ich sein Weggehen zutiefst. Er ist mit seiner Lustigkeit und den flotten Sprüchen ein echter Lichtblick, außerdem lässt er auch mal Fünfe gerade sein und nimmt nicht alles so furchtbar wichtig. Er hat mir sogar trotz strengsten Verbots mein Handy aufgeladen und in die Hand gedrückt: "Ist ja doch ein bisschen billiger als das hauseigene Telefon. Übertreiben Sie's nur nicht. Und immer schön aufpassen, dass nicht gerade ein Arzt im

Anmarsch ist!" Verschwörerblick und ein glucksendes Kichern auf beiden Seiten.
Und gerade er geht nun fort.
"Aber Sie bleiben ja auch nicht mehr lange hier! Die paar Tage überstehen Sie locker auch ohne mich."
Paar Tage, ja ja, und die OP. Ich schiebe diese Gedanken lieber ganz schnell beiseite.
"Morgen habe ich noch mal Nachtdienst, dann gibt es Pizza für die Kollegen und mich. Wollen Sie auch eine?"
Pizza. Warum nicht? Wir sprechen morgen noch mal drüber, denn mein Appetit hält sich schon die ganze Zeit in Grenzen, aber Pizza wäre ja mal eine überdenkenswerte Alternative zu dem Großküchenangebot.

In Heimburg hatten sie Kaja auch schon gefragt, ob sie mir nicht mal was zu essen mitbringen könnte, was ich besonders mag, denn ich würde so gar nichts essen bei ihnen, und das sei nicht gut, ich bräuchte Kraft, um wieder fit zu werden.
Auf meinen Einwand, ich hätte doch gerade an diesem Tag etwas zu Mittag gegessen, folgte die Frage:"Was denn?" und ich strahlte alle an: "Zwei oder drei Kartoffeln!"
Leider gab es wohl an jenem Tag Nudeln. Lag ich voll daneben mit meiner Flunkerei.
Dafür erzählten sie Kaja, ich sei wohl eine 'Süße', denn den Nachtisch würde ich immer verputzen.
Das wiederum machte Kaja stutzig. Mama und Nachtisch? Die isst jederzeit 'nen Matjes oder was anderes Herzhaftes, aber Pudding? Ihrer Intuition folgend, ging sie Richtung Nachttisch und fand in der

Schublade sämtliche Puddings und Yoghurts der letzten Tage in trauter Eintracht auf Verzehr wartend.

Hat durchaus Nachteile, wenn die eigenen Kinder einen in- und auswendig kennen.

Nun ging das Gezeter, dass ich was essen muss, jeden Tag aufs Neue los und alle Angaben über etwaige Kalorienaufnahmen meinerseits wurden gnadenlos überprüft.

Da diese Story hier in Niehausen noch nicht bekannt ist, habe ich zurzeit einigermaßen Ruhe vor Essenskontrollen. Nur Bericht erstatten muss ich immer, wenn Kaja und Marc hier auftauchen. Um mich nicht wieder beim Schwindeln ertappen lassen zu müssen, bemühe ich mich tatsächlich, von jeder Mahlzeit zumindest ein bisschen zu probieren. Aber von Appetit kann absolut keine Rede sein, obwohl das Essen in dieser Klinik durchaus wohlschmeckend ist.

Sonntag.

Draußen scheint die Sonne und laut Schwester Birgit ist es tierisch heiß. Ich habe nicht gut geschlafen, alles tat mir weh und bei jeder Bewegung wurde ich wach. Die Stelle in der Leiste, wo die Sonde für die Katheteruntersuchung eingeführt worden war, schmerzt ziemlich stark. Wird wohl normal sein. Wie ich sehe, habe ich da jetzt auch einen ziemlich großen blauen Fleck - passend zu meinen Rippen. Also versuche ich, das Bein möglichst ruhig zu halten, damit dieser stechende Schmerz nicht allzu oft in Erscheinung tritt.

Bei mir geht es heute Nachmittag zu wie im Taubenschlag, ein Besuch nach dem anderen, oder besser gesagt eigentlich alle auf einmal. Marc und Kaja ziehen sich zurück als meine langjährige Freundin Christiane erscheint. Doch dann kommen auch noch Jochen und Rita, es wird ein bisschen hektisch und ich erwische mich dabei, dass ich mehr auf den noch laufenden Fernseher schaue als Ritas Erzählungen zuzuhören. Es strengt mich einfach sehr an, doch ich möchte nicht unhöflich sein, wo doch alle den recht weiten Weg hierher auf sich genommen haben, um mir eine Freude zu machen. Irgendwann merken sie dann doch, dass ich anscheinend überfordert bin und verabschieden sich lieb und keineswegs beleidigt ob meines merkwürdigen Verhaltens.

Die Anstrengung dieses Tages macht sich am Abend dann sogar mit Fieber bemerkbar.

"Das waren einfach zu viele Menschen heute, man konnte ja denken, Sie wären eine prominente Persönlichkeit, so viel Besuch haben Sie gehabt!" sagt Axel kopfschüttelnd.

Ich gebe ihm Recht, es war zu viel, aber wer konnte denn ahnen, dass sie alle am selben Tag hier auftauchen? Jedenfalls brauche ich jetzt Ruhe - und zwar ausgiebig.

Ich bitte Axel, während der Nacht nicht, wie sonst üblich, alle halbe Stunde automatisch den Blutdruck messen zu lassen, denn davon werde ich jedes Mal wach. Er nimmt mir die Langzeit-Blutdruckmanschette ab und verspricht mir, nur im 2-3-Stundenrhythmus persönlich zu messen.

Welche Erleichterung! Die Aussicht, ohne die sich ständig geräuschvoll aufpumpende Manschette vielleicht etwas besser schlafen zu können, macht mich selig. Ich drücke Axel einige Euros in die Hand und spendiere der gesamten Nachtdienst-Crew Pizza nach Belieben. Für mich selbst bitte keine, ich möchte einfach nur schlafen. Einige Zeit später kommt die Dienst habende Mannschaft geschlossen noch mal zu mir herein und bedankt sich, zum Teil noch genüsslich kauend und in leckeren Pizzaduft gehüllt. Jetzt kann ich ganz entspannt einschlafen.

Seit meinem ersten Ausflug ins Bad, versuche ich nun mehrmals täglich, mich irgendwie alleine aus dem Bett zu quälen. Mit Hilfe des mobilen Toilettenstuhls, der eine hohe Rückenlehne und feststellbare Rollen hat, geht das inzwischen schon ganz gut. Mit aller Kraft meiner lädierten Arme stütze ich mich auf die Lehne und drücke mich in eine mehr oder weniger stehende Position, dann versuche ich die Bremse zu lösen. Das gestaltet sich etwas schwierig, denn meine Füße gehorchen mir ja ebenso wenig wie die Beine. Aber irgendwie geht's, und ich bewege mich ein paar Zentimeter im Raum hin und her, indem ich mit dem Gewicht des Oberkörpers den Stuhl vorwärts drücke und meine Beine hinterher schleifen. Nach und nach komme ich auf diese ungewöhnliche und sicher witzig aussehende Fortbewegungsweise sogar bis ins Bad. So kann ich mich jetzt auch mal zwischendurch etwas frisch machen, ohne erst eine Schwester herbei zu klingeln.

Diese kleinen Exkursionen tun meinem Kreislauf ganz gut. Durch das viele Liegen wird man ja wirklich richtig matschig in der Birne. Allerdings ist das 'Unternehmen Bad' jedes Mal dermaßen anstrengend, dass die ganze Erfrischung futsch ist, wenn ich wieder an meinem Bett angekommen bin.

Seit heute habe ich eine Bettnachbarin, eine ältere Frau, die ununterbrochen vor sich hin stöhnt und schnauft. Das kann ja heiter werden. So wie sie atmet, vermute ich eine Kombination aus Asthma und Herzinfarkt. Sie tut mir Leid, wie sie dort in ihrem lilageblümten rüschigen Nachthemd unruhig herum hantiert, nicht die richtige Lage findet, vor Schmerzen immer wieder aufstöhnt. Wie ich erfahre, wird sie heute noch einen Stent gesetzt bekommen, also muss sie auch eine ähnliche Herzkatheter-Untersuchung durchmachen wie ich. Die Arme! Ich versuche, sie ein wenig zu trösten. Sie antwortet mit einem etwas harten Akzent, für mich klingt es wie russisch-deutsch, vielleicht auch ostpreußisch, keine Ahnung.

Da ich mich immer schon auf Sprachen oder Dialekte gut einstellen konnte, verstehe ich sie ganz gut, was mich vom Pflegepersonal deutlich unterscheidet. Nach kurzer Zeit fungiere ich bereits als Übersetzer, weil mir das mehrfache hilflose Wiederholen-Müssen der armen Frau ziemlich auf den Nerv geht und ich es mit meiner Einmischung deutlich abkürzen kann.

Ständig klingelt sie nach der Schwester, und nun darf ich auch mal Zeuge mehrerer Inthronisationen sein. Ach, du lieber Himmel, ist das alles peinlich!

Sie bekommt Besuch von Ehemann, Tochter und Schwiegersohn. Ein für diese Jahres- und Tageszeit deutlich zu schwerer, blumiger Duft erfüllt den Raum. "Passend zu dem Rüschennachthemd!" denke ich und mir wird übel.

Die Familie hat der Mama diverse Sorten Kuchen mitgebracht und sie wollen mich nötigen, davon zu probieren. Bloß das nicht! Geschickt lasse ich unmerklich meine Augenlider sinken und simuliere einen plötzlichen Tiefschlaf. Zwei Fliegen mit einer Klappe: Sie fragen mich nicht weiter, ob ich auch Kuchen essen will und die Lautstärke ihrer Unterhaltung wird auch ein bisschen erträglicher. Danke für die Rücksichtnahme!

Ich widme mich mit geschlossenen Augen meinen Gedanken an die nächste Zukunft: Ja, ich werde mich operieren lassen, allein schon meiner Kinder wegen -und auch, damit ich endlich auf eine normale Station verlegt werden kann, und zwar in ein Einzelzimmer.

Einmarsch der Gladiatoren, Chefarzt mit seinem Rattenschwanz von Weißkitteln, Ärzten, Schwestern, ganz großer Bahnhof eben. Alle warten auf meine Entscheidung: OP -ja oder nein? Sie sind aber innerlich ohnehin voll darauf eingestellt, dass ich diese Klinik nicht 'ungeschützt', also nicht ohne einen Defi verlassen werde. Ich murmele etwas wie: "Meine Kinder haben mich diesbezüglich entmündigt, ich habe gar keine andere Wahl, so wie die mir -aus lauter Angst um mich- gedroht haben!" Kurzes Aufatmen von Seiten der weißen Armee. "Na, dann bis morgen im OP!"
Morgen? Ja, morgen. Gut so, dann bleibt mir wenigstens nicht mehr so viel Zeit nervös zu werden.

Im Gegensatz zu den letzten Nächten, die durch den 24 Stunden-Trubel auf der ITS sehr unruhig waren, was mich in Kombination mit all den Schmerzen und Unbequemlichkeiten des Nicht-richtig-liegen-Könnens deutlich am Durchschlafen hinderte, habe ich in dieser Nacht sehr gut geschlafen.
Ich fühle mich munter und bin erstaunlich ruhig. Von Erzählungen meiner OP-erfahrenen Tochter Kaja her, erwarte ich an Stelle des Frühstücks eine Spritze oder Tablette, die mich schon mal etwas müde

und dämmerig macht. Bekomme ich aber nicht, sondern werde einfach von einer gut gelaunten Schwester runter in den OP geschoben, umgebettet und liege nun total bequem und in Wärmedecken gehüllt in einem Vorraum, von dem aus ich schon mal ein bisschen den Anästhesisten zuschauen kann. Hier wirkt alles sehr locker und freundlich. Man schiebt mich auf meiner Spezialbequemliege in den Vorbereitungsraum. Aha, denke ich, keine Schleuse, hier ist eben alles ein bisschen anders.

Die Anästhesistin begrüßt mich heiter, fummelt ein wenig an mir herum, legt mir einen neuen Zugang - ich habe zwar heute früh auf Station schon extra einen für die OP gelegt bekommen, doch der gefällt ihr wohl nicht, also muss die nächste Vene herhalten, sind ja noch ein paar frei- und unterhält sich freundlich mit mir. Ich habe ein Gefühl der absoluten Normalität und vermute, das alles dauert noch eine Weile.

Und genau in diese Gedanken fallen die Worte: "So, dann wünsche ich Ihnen jetzt mal recht schöne Träume!"

Wie? Jetzt? Wie soll das denn gehen?

In dem mir bereits bekannten Vorraum wache ich auf und schnalle erst mal gar nichts. Was war das denn? Bin ich schon operiert?

Die Schwestern bemerken, dass ich wach bin. "Hallo, da sind Sie ja wieder. Es ist alles super gelaufen! Der Doktor hat es mal wieder sehr schön gemacht!"

Danke, Doktor.

Und danke, Ihr Anästhesisten, ich hab's tatsächlich überlebt.

Ich begrüße im Stillen meinen neuen Lebensgefährten, meinen ganz persönlichen Bodyguard, und äußere ihm gegenüber die Hoffnung, dass wir uns gut vertragen mögen. Er antwortet nicht wirklich. Ich fasse sein Schweigen als stille Zustimmung auf und hoffe inständig, er möge auf immer so schweigen und unbemerkt sein Dasein fristen, im Hintergrund aufmerksam seinen Dienst versehen -wie ein Profi-Bodyguard eben!- und mir nicht durch übertriebenes Pflichtbewusstsein ständig auf den Nerv gehen.

"Diese Gedanken sind keine Nachwirkungen der Narkose, mein Freund, ich bin hellwach und meine das bitter Ernst! Nur im Notfall trittst du in Erscheinung, ansonsten hältst du dich diskret aus meinem Alltag raus, meine Entscheidungen treffe ich nach wie vor selber!" zischel ich in die Richtung, wo ich den Defi vermute.

In meiner euphorischen Stimmung sehe ich mich tatsächlich schon bald in einem ganz normalen Alltag, wenn ich nur erst aus der Klinik draußen bin.

Die OP ist gerade mal knapp zwei Stunden her und ich bekomme bereits ein ganz normales Mittagessen, das ich sogar heißhungrig verputze. Danach darf ich aufstehen -haha, aufstehen: mich zum Toilettenstuhl quälen und mich auf ihn gestützt ins Bad schleppen.

Geht ja alles ziemlich flott hier, war ja auch kein wirklich großer Eingriff, denke ich.

Allerdings sind die Nachwehen ziemlich heftig. Zu meinen grün-blauschwarzen Rippen und dem ohnehin lädierten linken Arm gesellen sich nun starke Schmerzen nebst Bewegungsunmöglichkeit in Letzterem und ebenso starke Schmerzen im linken Brustmuskel. Das schränkt mich in meiner Beweglichkeit nun noch mehr ein. Laut Doc wird das ca.

8-12 Wochen andauern, das ist normal nach solch einer OP. Der Brustmuskel ist verletzt, da eine Tasche in den Muskel präpariert worden ist, in der man den Defi verstaut hat.
Diese Vorstellung ist schon etwas eigentümlich. Noch traue ich mich nicht, die Stelle mal abzutasten, um zu fühlen, wie groß das Teil eigentlich ist. Unter dem dicken Pflaster kann ich es nicht genau erkennen.
Den Arm darf ich vorläufig nicht bewegen und mindestens 6-9 Wochen lang keinesfalls über Schulterhöhe bringen.
Klasse, meine gewohnte Schlafhaltung bedingt eigentlich immer einen Arm unter'm Kopf, das geht also schon mal nicht, zumindest nicht mit dem linken Arm. Und rechts stecken ja immer noch Braunülen und dergleichen schicke Accessoires. Mir schwant nichts Gutes, wenn ich an die künftigen Nächte denke: Eine Kombination aus Schmerzen und unbequemem Liegen wird meinen Nachtschlaf weiterhin nachhaltig stören. An Schmerzen habe ich mich inzwischen schon ein bisschen gewöhnt, ein paar mehr oder weniger, darauf kommt es dann auch nicht an. Aber weder auf der Seite (Arm!) noch auf dem Bauch (Defi!) liegen zu können, wird ein echtes Hindernis in Richtung Einschlafen werden.

Ich versuche mich erst mal ein bisschen abzulenken durch Nachdenken und Erinnerungsversuche.
Die Zeit in der Bad Heimburger Klinik steckt nach wie vor in dichtem Nebel, was meine Erinnerung betrifft. Also knöpfe ich mir mein 'Leben vor dem Tod' vor und versuche mich im Analysieren, was und warum es zu meinem absoluten Zusammenbruch führte.
Ein weites Feld, aber ich habe ja Zeit.

Nach kurzer Zeit stelle ich fest, dass ich in meinem Bestreben, ein bisschen was mental aufzuarbeiten, noch eingeschränkter bin als in meiner körperlichen Beweglichkeit. Stress, privat und im Job. Ja, schon. Und weiter? Verdammt schwierig, sich selbst gegenüber ehrlich zu sein, noch dazu, wo mir Einzelheiten zurzeit wirklich nicht erinnerlich sind.

Ich werde es schon noch schaffen, gnadenlos und unerbittlich meine nähere und fernere Vergangenheit zu betrachten. Aber heute nicht.

Scarlett O'Hara aus "Vom Winde verweht" trotzt in mir herum: "Ach, verschieben wir's auf morgen!", habe ich doch im Moment reichlich damit zu tun, meine körperlichen Schmerzen und fehlenden Funktionen in Schach zu halten.

Ein bisschen Heulen ist anscheinend auch angesagt, ich spüre es schon. Bloß jetzt nicht schluchzen, meine Liebe, dann zerreißt es dir deinen Brustkorb!

Es ist alles so niederschmetternd. Da habe ich mir echt was Feines eingehandelt und werde sicher noch lange mein fragliches Vergnügen dran haben.

Und über allem hängt der Duft des Billigparfüms meiner Bettnachbarin.

I mog nimmer.

Die Welle des Selbstmitleids, die mich voll erfasst und mit sich gerissen hat, wird abrupt gestoppt von Schwester Birgit, die geschäftig um mich herum räumt, meine Tasche packt, mir die Elektroden nebst Klebegummis vom Brustkorb reißt und fröhlich verkündet: "So, Frau Dorencke, Sie kommen jetzt auf die Private. Da haben Sie dann ein schönes Zimmer und dürfen sich erholen von den Strapazen hier bei uns!"

Ich kann mein Glück kaum fassen, habe ich doch erst vor kurzem diesen Wunsch ans Universum geschickt und nun wird er schon Wirklichkeit. Was bin ich froh, dass ich diese Zusatzversicherung für stationäre Behandlung vor Jahren mal abgeschlossen habe, jetzt machen sich die nicht zu knappen und manchmal zähneknirschend überwiesenen monatlichen Beiträge echt bezahlt. Jawoll, nur das Feinste vom Feinsten für mich. Ab geht's auf die 'Private'.

Meine Bettnachbarin lamentiert doch tatsächlich ein bisschen herum und will mich gar nicht fort lassen. "Se sind doch de Eenzigää wo mich värrstääht, und konnte ich mich doch särr gutt mit Ihnen unterhalllten, Jessus, wärr werd jätz woll noch sprrächen met mirr."

Ja, meine Liebe, das weeiß ich jätz aach nich.

Ich sage: "Ja, schade, nicht wahr? Aber Sie bleiben sicher auch nicht mehr lange hier. Weiterhin gute Besserung und Kopf hoch! Tschüss dann, alles Gute und passen Sie auf sich auf!"

Dann lasse ich mich samt Bett wieder durch Flure schieben und beziehe mein neues Domizil, ein schönes helles Zimmer mit großem Balkon. Ist doch super!

Aber was ist das, mir laufen schon wieder die Tränen, und nun liegt in diesem schönen Raum nicht nur ein ohnehin schon Häufchen Elend im Bett sondern auch noch eins mit verquollenem Gesicht und rot verheulten Albino-Augen. Mein ganz persönlicher Selbstmitleids-Tsunami hat mich voll im Griff. Ich exe schnell eine Flasche Wasser, das stoppt die Heulerei erst mal.

Ja, erst mal. Der nächste Schub kommt, als ich mich auf die altbewährte Klostuhl-Art ins Bad schleppe, um mein Äußeres ein bisschen gesellschaftsfähiger zu machen, immerhin bin ich ja nun hier höchst privat. Auch hier hängt ein unerbittlicher Spiegel, der mir einen bemitleidenswerten Anblick entgegenwirft: Strähnig und wirr hängt mein Haar um mein ziemlich schmal gewordenes blasses Gesicht. Das Ausmaß meiner Rippenhämatome ist deutlich zu sehen. Die OP-Stelle ist durch das dick gepolsterte große Pflaster gnädigerweise noch verdeckt, jedoch sind die Umrisse des Defis ganz gut zu sehen. Vorsichtig nehme ich ersten Kontakt auf und betaste meinen neuen Gefährten. Er fühlt sich etwas störrisch an und ist doch größer als ich es mir vorgestellt habe. Wie haben die den bloß in den Muskel reingefriemelt?

Naja, wie auch immer, ich pfeife unter immer noch laufenden Tränen Marianne Rosenberg's "Er gehört zu mir...", fange an, das Lied zu singen: "... und ich weiß, er bleibt hier..." –und merke, dass mein Humor wohl bei dem ganzen Unternehmen bisher nicht viel Schaden genommen hat.

Das ist gut so, denn mir schwant plötzlich, dass ich ihn noch oft brauchen werde in nächster Zeit.

Die Vertretung des Chefarztes, Frau Dr. Kilian, nimmt sich viel Zeit bei ihrer Visite. Sie gefällt mir sehr gut, erinnert mich von ihrer Art her ein bisschen an eine meiner früheren Chefinnen und ich fühle mich gleich ziemlich wohl in ihrer Gegenwart. Sie spricht lange und ausführlich mit mir über das, was passiert ist und eventuelle Hintergründe. So nett sie auch ist, gerade das blocke ich jetzt aber ab, habe ich mich doch entschieden, mich erst mal um meine körperlichen Defizite zu kümmern. Ich teile ihr das mit und sie akzeptiert, dass ich mich in erster Linie zunächst damit beschäftigen will. Allerdings warnt sie schon mal vor, dass der Tag kommen wird, an dem meine Erinnerung vielleicht wieder

in Erscheinung treten wird und ich mich dann den damit auftauchenden vielleicht heftigen Problemen stellen sollte, möglicherweise am besten mit fachmännischer Hilfe.
Ach so, 'nen Psycho will sie mir empfehlen. Ja, klar, mach' ich dann, wenn es soweit ist - oder auch nicht, denke ich.

Netterweise nimmt sie die Sache mit meinen Beinen, die ich bei dieser Gelegenheit noch mal nachdrücklich zur Sprache bringe, tatsächlich Ernst und verspricht mir, noch heute einen Neurologen hinzuzuziehen.
Ich nutze ihr Mich-ernst-nehmen jetzt gnadenlos aus und fange das Thema Entlassung an. Bei meinem Wunschtermin (3 Tage nach der OP, mein Geburtstag) hält sich ihre Begeisterung schwer in Grenzen, genau genommen hält sie es für unmöglich. Aber sie will es sich durch den Kopf gehen lassen.
Ich vermute, sie sagt das nur, da sie nicht der Grund sein will, dass mein Defi heute noch seinen ersten Einsatz hat, weil ich mich aufrege.
Sie empfiehlt mir, mich jetzt erst mal zu entspannen, es mir gut gehen zu lassen, nicht an morgen oder sonst wann zu denken sondern die Ruhe und Pflege hier zu genießen. Und falls die OP-Wunde gut verheilen sollte, was aber innerhalb von zwei bis drei Tagen ziemlich unmöglich ist und, und, und, dann gäbe es ganz vielleicht unter Hinzuziehung eines Wunders die Eventualität einer frühzeitigen Entlassung am Freitag oder vielleicht Samstag oder Montag....
Ich höre schon nicht mehr zu, denn ich habe Wichtigeres zu tun, nämlich meine Reiki-Kräfte zur Wundheilung zu nutzen. Die Ärztin wird staunen, übermorgen wird sie die OP-Stelle kaum noch sehen ohne Lupe! Ihr 'Wunder' kann sie haben.

In diesem Zusammenhang fällt mir ein, dass ich mich doch um die Wunde an meinem linken Arm kümmern wollte. Ehe die mir daraus noch einen Grund basteln, dass ich länger hier bleiben muss, schaue ich mir jetzt mal die inzwischen prima eingetrocknete Blase an. Ich knippel und kratze vorsichtig die trockenen Krustenteilchen ab, darunter sieht die Haut rosa-weiß aus. Nur eine ungefähr 3 cm große Stelle ist noch nicht trocken, da hat sich was entzündet. Aber auch hier entferne ich die Restkruste. Das tut zwar ein bisschen weh, jedoch kann jetzt Luft dran, und dann wird auch das noch abheilen.
So langsam wird alles wieder gut, suggeriere ich mir. Die Zeit heilt alle Wunden, sagt man doch, und die Zeit läuft genau jetzt.

Erster Tag nach der OP, mir geht es etwas besser als gestern, vor allem bin ich nicht mehr so weinerlich veranlagt.
Mein Pfleger vom Dienst ist sehr nett, ein Kerl wie ein Baum mit Riesenhänden, aber die sind so sensibel, dass ich beim Verbandswechsel überhaupt nichts merke.
"Wollen Sie mal gucken?" fragt er mich, bevor er den neuen Verband anlegt.
Nein, nicht wirklich, denke ich, aber ich gebe mir einen Ruck, denn schließlich bin ich doch eitel genug, um eine Vorstellung von der späteren Narbe haben zu wollen. Ich bin überrascht, als ich auf die frische OP-Wunde schaue. Wahrscheinlich habe ich mir eine Art Frankenstein-Naht mit dicken roten Wülsten vorgestellt, doch was ich zu sehen bekomme, ist ein kleiner Schnitt mit einer feinen Naht.
"Die Fäden lösen sich von selbst auf, die müssen nicht gezogen werden. Das ist doch fein, nicht wahr?" sagt mein Goliath.
Ja, das ist wirklich fein. Auf Fädenziehen bin ich echt nicht scharf.

Den weiteren Tag verbringe ich mit Fernsehen und Warten auf Marc und/oder Kaja. Gestern haben mich ja alle in Ruhe gelassen wegen der OP. Mit meinen Heulattacken war ich darüber sehr froh. Aber heute kann ich schon mal Besuch vertragen, zumal es hier ja wirklich auch für Gäste hübscher ist als auf der ITS.

Marc kommt und kurze Zeit später auch der angeforderte Neurologe.
Der Zeitpunkt ist zwar etwas unpassend, aber was soll's, ich bin froh, dass er endlich da ist. Jetzt kann ich meine Beschwerden mal beim Fachmann los werden. Er untersucht mich und meine noch vorhandenen Reflexe eingehend. Ich muss auch aufstehen und Gehversuche unternehmen, möglichst ohne Aufstützen. Da das nicht geht, reicht er mir seine beiden Hände und hält mich fest, aber laufen ist einfach nicht drin und auf die Zehenspitzen, wie von ihm verlangt, kann ich mich schon gar nicht stellen.
Anscheinend reichen ihm diese Eindrücke voll und ganz aus für seine Diagnose: Paraparese beider Beine. Parese. Lähmung.
Obwohl ich die Unbeweglichkeit meiner Beine ja bereits seit einigen Tagen selbst deutlich gemerkt habe, klatscht mir das ausgesprochene Wort 'Lähmung' voll ins Hirn.
Mir wird ganz schwindelig und ich flüchte zurück in die Sicherheit meines Bettes. Mein Bruder fällt mir ein, der seit acht Jahren nach einer Hirnblutung im Rollstuhl sitzt, rechtes Bein und rechter Arm gelähmt. Soweit ich weiß, hat er seitdem die Wohnung kaum noch oder gar nicht mehr verlassen, hält sich nur im Haus auf, weil er sich dort zumindest einigermaßen sicher fühlt und irgendwie zurecht kommt. Steht mir sowas jetzt auch bevor?

Mitten in diese Gedanken muntert mich der Neurologe auf, dass meine Beinlähmung vorübergehend sein würde, wenn ich eine gescheite Reha gleich im Anschluss an meinen Krankenhausaufenthalt machen würde. Die Chancen seien groß, dass das alles sich in relativ kurzer Zeit wieder geben könnte.

Na gut, wieder mal eine Reha, von mir aus. Hauptsache, es hilft.
Im vorigen Jahr war ich wegen eines Bandscheibenvorfalls in einer Reha-Klinik im Osten unseres schönen Deutschlands und damals schien mir eine weitere solche Maßnahme, wo auch immer, undenkbar. Allerdings muss ich zugeben, dass die Therapien dort sehr viel gebracht haben. Das hätte ich mir vorher auch nicht vorstellen können. Anhand dieser Erfahrung scheint mir eine Reha dann doch durchaus sinnvoll. Die werden mich mit meiner Hilfe schon wieder hinkriegen.
Froh, dass meine Beinprobleme jetzt endlich einen Namen haben und daraufhin behandelt werden können, danke ich dem netten Doktor, der mir noch verspricht, alles für eine sofortige Anschlussheilbehandlung, so nennt man das wohl, in die Wege zu leiten.

Nächster Tag, nächster Verbandswechsel. Vorsichtig entfernt der Pfleger das Pflaster, reinigt die Klebestellen und desinfiziert die Wunde bzw. das, was davon noch übrig ist. Erstaunt hält er inne, als er das neue Pflaster in der Hand hält: "Müssen wir da überhaupt noch eins drauf machen? Das sieht doch schon total gut aus. Wann war die OP?"
"Vorgestern," grinse ich, "aber ich finde auch, da muss kein neuer Verband mehr drauf, die Luft heilt den Rest, oder?"

"Na, das ist dann aber erstaunlich flott geheilt. Wir lassen es jetzt so, da kommt nichts mehr drauf. Ist ja alles zu, Sie können also, wenn Sie wollen, ab jetzt auch duschen."
Das wird schwierig werden, denke ich, aber versuchen werde ich es auf jeden Fall.

Duschen! Herrliche Vorstellung nach dieser kleinen Ewigkeit von fast vierzehn Tagen.
Kaum ist der Pfleger draußen, mache ich mich auf die beschwerliche Reise ins Bad. Jetzt kommt der wirklich schwierige Teil, ich muss versuchen zu stehen, sonst kann ich nicht duschen. Hier gibt es zwar einen für mich nicht sehr vertrauenswürdig aussehenden, ziemlich grazil wirkenden Hocker, so dass ich rein theoretisch auch im Sitzen duschen könnte, doch der ist so niedrig, dass ich im Leben nicht wieder aufstehen könnte, falls ich denn überhaupt auf ihm zu sitzen käme, denn plumpsen lassen wie bei der Toilette funktioniert bei so einem wackeligen Hocker nicht. Und ich will alleine duschen, keine Schwester oder gar meinen Goliath zu Hilfe rufen müssen.
Ich halte mich also krampfhaft an einem der vielen montierten Haltegriffe fest und versuche umständlich, aus meiner Jogginghose heraus zu kommen, meine Füße bleiben zunächst mal beharrlich in den Hosenbeinen hängen, aber letztendlich beugen sie sich doch meiner Hartnäckigkeit. Dagegen ist die Sache mit dem T-Shirt easy, und schon fließt das lauwarme Wasser erfrischend über meinen Kopf, meinen Körper und den kompletten Badezimmerboden.
Schöne Schweinerei, die ich hier veranstalte, dieser Raum macht jetzt seinem Namen, nämlich Nasszelle alle Ehre.

Das ist mir aber völlig egal, ich versuche einarmig, mir die Haare zu waschen und meinen Körper mit Duschgel in rauen Mengen zu verwöhnen. Dabei fällt mir auf, dass die mangelnde Bewegung meinen Beinen gar nicht gut getan hat, sie sind ganz dünn, die Haut hängt durch die nicht mehr vorhandenen Muskeln unschön an den Seiten herunter. Ich finde das spontan sehr hässlich.
Wie schnell so was gehen kann, wie schnell die Muskeln sich zurückbilden. Aber okay, ein bisschen Schwund ist immer, hoffen wir, dass ich mit der Zeit wieder etwas ansehnlicher werde.
Nach der Dusche fühle ich mich fast ein bisschen wie neu geboren. Ich finde, dass ich diese schwierige Aufgabe sehr gut gemeistert habe und gönne mir eine ausgiebige Ruhepause.

Besuch von einer Sozialarbeiterin der Klinik, die einen Antrag auf Anschlussheilbehandlung mit mir zusammen ausfüllen will. Als es um die Reha-Klinik geht, wünsche ich mir eine Klinik in meinem Heimatort. Ich drücke ein bisschen auf die Tränendrüse, dass ich doch jetzt, wo ich wieder lebe, nicht fort will von meinen Leuten. Außerdem sitzt doch meine 'Kleine' noch im Rollstuhl bzw. kann sich nur auf zwei Gehhilfen fortbewegen nach ihrer Sprunggelenks-OP und ich brauche doch für meine Psyche gerade jetzt den Kontakt zu ihr und überhaupt zu meiner Familie und meinen Freunden.
Scheint zu wirken.
Da meine Wunschklinik in Bad Heimburg eine neurologische Abteilung hat, wird tatsächlich meinem Bitten nachgegeben und dort ein Aufnahmetermin vereinbart.

Mein Pfleger kommt mit einem Rollstuhl herein. Was passiert denn jetzt?
"Ich fahre Sie jetzt nach unten zur Abschlusskontrolle. Erst ein Ultraschall vom Herzen, dann die Defi-Kontrolle."
Hoffnung macht sich in mir breit, das klingt doch schon sehr nach baldiger Entlassung.
Inzwischen daran gewöhnt, im Bett liegender Weise die Klinikflure entlang gefahren zu werden, finde ich die Rollstuhl-Variante erst mal beängstigend. Himmel, ist das furchtbar, zumal meine uneinsichtigen Füße immer wieder von den Stützen rutschen und mit den kleinen beweglichen Vorderrädern kollidieren, woraufhin die eben nicht mehr beweglich sind und die flotte Fahrt abrupt stoppen. Das ruckelt dann ordentlich, ich habe Mühe, mich auf diesem Gefährt zu halten und überlege, ob man nicht auch für Rollstühle eine Anschnallpflicht einführen sollte.
Mein Goliath grinst vergnügt vor sich hin: "Da gewöhnen Sie sich noch dran!"
Na danke, dazu wollen wir es doch wirklich gar nicht erst kommen lassen! Ich mache eine nette kleine Reha und dann laufe ich wieder!

Die an sich harmlose Ultraschalluntersuchung wird ziemlich unangenehm, da ich mich auf eine sehr schmale Liege begeben und auf die linke Seite legen muss. Das Ganze dauert der Ärztin wohl zu lang, denn sie schaut ungeduldig meinen krampfhaften Bemühungen zu, irgendwie die Liege zu erklimmen. Ich entschuldige mich kleinlaut und murmele was von 'Lähmung' und 'Kann ich noch nicht so gut alleine'. Ein Geistesblitz scheint sie zu erhellen, denn sie fragt: "Ach, sind Sie der plötzliche Herztod?"

Ich nicke nur stumm und versuche mich in die schmerzhafte Linkslage zu bringen.

"Den linken Arm ganz hoch und unter den Kopf!" lautet die knappe, beinahe unwirsche nächste Anweisung. Ich wende ein, dass ich doch genau das nicht kann und es mir auch von Seiten der anderen Ärzte verboten worden sei.

"Anders kann ich Ihr Herz nicht schallen! Ich muss da ja schließlich irgendwie rankommen. Das muss jetzt sein."

So füge ich mich diesen unsensiblen Befehlen, mir laufen die Tränen vor Schmerzen, aber nach kurzer Zeit habe ich auch das irgendwie überstanden.

Auf meiner inneren Festplatte gesellt sich nun zu dem Chefarzt von Heimburg diese Ultraschall-Ärztin unter der Rubrik "Dieser Kandidat hat Null Punkte."

Die Kontrolle des Defi oder 'ICD', sein richtiger Name, ergibt, dass er prima funktioniert. Der Oberarzt Dr. Spieker überprüft alles sorgfältig, ist außerordentlich zufrieden. Er klärt mich auf über den Umgang mit meinem neuen Gefährten im Falle einer abgegebenen Therapie (so nennt sich das im Fachjargon, wenn der Kerl anspringt), erklärt mir einige Vorsichtsmaßnahmen und Einschränkungen und betont ein Auto-Fahrverbot für ein halbes Jahr. Ups, aber ich nicke erst mal alles ab und darf daraufhin von Seiten dieses Arztes nach Hause. Das letzte Wort habe aber der Chefarzt bzw. in diesem Fall Frau Dr. Kilian.

Kiara ist wieder mal angereist und kommt mich mit Kaja besuchen, gerade rechtzeitig zum Klinik-Abendessen.

Die Beiden leisten mir Gesellschaft und essen mit, es ist reichlich da für alle. Sie sind beide gut gelaunt, erzählen, dass sie Shopping waren und hören sich meinen Bericht über die neuesten Erlebnisse und Erkenntnisse an. Die Frage, ob ich denn morgen wirklich entlassen werde, kann ich ihnen leider noch nicht beantworten, ich arbeite ja noch dran. Kiara hat Zweifel, dass es klappt und tröstet mich schon mal für den Fall der Fälle, dass sie ja auch mit Kuchen und Geschenken ins Krankenhaus kommen und wir hier eine Art Geburtstagsparty veranstalten können.

Ach ja, Geburtstag, hatte ich vor lauter Verbänden und Duschen und Lähmung schon ganz vergessen. Ist ja auch gar nicht so wichtig. Außerdem habe ich ja jetzt sogar zwei Geburtstage, muss ich mir mal überlegen, welcher denn mehr Wert ist, in Zukunft gefeiert zu werden. Vielleicht sollte ich den neuen Geburtstag immer mit meinen Chefs feiern, die mir ja zunächst mal mit vollem körperlichen Einsatz das Leben gerettet haben bis der Notarzt das begonnene Werk vollenden konnte. Der 'normale' Geburtstag bleibt dann für Familie und Freunde erhalten.

Frau Dr. Kilian nimmt sich noch einmal viel Zeit für ein Gespräch mit mir. Sie legt mir sehr dringlich nahe, mein Leben zu überdenken und mich in Zukunft ein bisschen mehr an die erste Stelle zu setzen, weg zu gucken, wenn links und rechts Chaos herrscht, nicht immer Verantwortung für alles zu übernehmen. Delegieren sei nun angesagt, die Hilfe Anderer soll ich in Anspruch nehmen und keinen falschen Ehrgeiz entwickeln. Ich müsse nicht immer und überall hundertfünfzig

Prozent geben, sogar hundert seien oft zu viel. Runterschrauben soll ich meine eigenen Ansprüche an mich selbst. Das neue Leben soll ganz im Zeichen der Entspannung, Stressfreiheit und Wurschtigkeit stehen.
Gehört. Aber ich verspreche ihr, mich diesbezüglich zu bemühen. Irgendwo in meinem Hinterkopf machen sich sorgenvolle Gedanken breit - meine Arbeit, meine Wohnung, meine Finanzen. Ich weiß im Moment gar nicht genau, was da so los ist. Aber das geht Frau Doktor nichts an.
Sie möchte jetzt noch wissen, ob ich denn im Falle einer Entlassung morgen bis zum Reha-Beginn nächste Woche rund um die Uhr versorgt sei. Ihr ist ja bekannt, dass ich alleine lebe. Auch diese Bedenken nehme ich ihr, indem ich erzähle, dass meine Tochter Kiara aus München bei mir ist und vorläufig bleibt, und dass Marc mich ja auch bestens mit allem versorgen wird. Halb geflunkert, halb wahr. Hauptsache, es hilft ihr bei der anscheinend schweren Entscheidung, ob sie mich guten Gewissens in die Freiheit entlassen kann. Und das will sie sich nun bis morgen früh noch mal durch den Kopf gehen lassen.
Lieber Gott, gib mir Geduld - aber bitte sofort!

Noch einmal widme ich mich meinen Vorabendserien im Fernsehen und innigen Gebeten, dass morgen meine Zeit hier abgelaufen sein möge. So ganz genau kann ich mir zwar meinen Aufenthalt zu Hause in Einzelheiten auch nicht vorstellen, aber es wird schon irgendwie gehen.

Freitag. Die Nacht war dank einer Schlaftablette ziemlich erträglich. Zum Frühstück bekomme ich neben dem obligatorischen Brötchen-Margarine-Marmelade-Kaffee-Tablett ein Geburtstagsgeschenk aus der Krankenhaus-Küche: Ein Teller mit Obst, Keksen, Saft und einem Glückwunschbriefchen. Bin echt gerührt - und heule schon wieder.

Ärzte und Schwestern schauen kurz herein und gratulieren, und sogar die Putzfrau bringt einen türkisch-deutsch gemischten Glückwunsch an die Frau. Klar, ich bin ja hier auf der Privatstation, da sind solche Aufmerksamkeiten im Preis inbegriffen.

Aber nein, ich finde das schon echt sehr nett, doch ein bisschen Sarkasmus hilft mir vielleicht über meine unbegreifliche Heulsusigkeit hinweg.

Ich knabbere unlustig an dem so gesunden Mehrkornbrötchen herum und verfolge das Vormittagsfernsehprogramm - wie seit Tagen.

Die Zeit bis zum Nachmittag, wenn Marc kommen wird und mich vielleicht sogar hier raus holen darf, ist noch lang.

Plötzlich geht die Tür auf und meine Kollegin und Freundin Maxi kommt herein spaziert. Ich traue meinen Augen nicht. Wieso ist sie nicht auf der Arbeit? Mensch, freue ich mich! Und sie hat -neben diversen Geburtstagsgeschenken- richtig viel Zeit mitgebracht. Wir quatschen, was das Zeug hält. Maxi stellt ein Mega-Glas voll mit Lakritzen auf den Tisch. Eine Miniausführung davon steht an meinem Arbeitsplatz im Büro und ich bin gerührt, dass sie daran gedacht hat, dass ich für mein Leben gerne Lakritze esse.

Mir fällt auf, dass ich heute aus dem Gerührtsein wohl gar nicht heraus komme. Ist doch sonst nicht meine Art. Ein bisschen wundere ich mich, aber dann genieße ich das Schnacken mit Maxi in vollen Zügen. Sie erzählt viel von den Mädels in der Praxis, wie geschockt alle waren, als das mit mir passiert war.

Anhand ihrer ziemlich drastischen Erzählung wird mir wieder ein kleines Stückchen klarer, was sich da und vor allem wie es sich abgespielt hat.

Ich vermute zwar, dass ich es mir auch heute nicht in vollem Umfang werde merken können, aber Stück für Stück werden meine Lücken im Laufe der Zeit gefüllt werden. Maxi freut sich mit mir, dass ich höchstwahrscheinlich heute nach Hause darf - auch wenn sie sich ebenso wenig wie ich wirklich vorstellen kann, wie ich meine Tage zu Hause bewältigen soll. Aber egal, daheim ist daheim und fördert auf jeden Fall die Stimmung. Der Rest wird sich zeigen.

Ich bin dankbar, dass sie mir nicht noch mehr Bedenken liefert als ich insgeheim selber habe.

Und dann tatsächlich: Abschluss-Visite. Entlassungsbrief für den Hausarzt. Gute Wünsche für die weitere Genesung.

Marc kommt, schnappt sich mein Gepäck, und mein Pfleger fährt mich im Rollstuhl bis ans Auto. Eine einzige Stufe trennt mich noch vom Heimweg. Ich stemme mich -jetzt schon relativ geübt- aus dem Rollstuhl hoch, ziehe mich ans Geländer heran, stütze mich mit aller Kraft auf den Handlauf. Mein rechtes Bein gibt nach, ich sacke leicht zusammen, gebe aber nicht auf und erreiche irgendwie die Autotür. Umständlich und sehr zitterig hieve ich mich auf den Beifahrersitz, vorsichtig bugsiere ich mit Hilfe meiner Hände die Beine ins Auto hinein, Tür zu, ein kleines Winken zu Goliath - und ohne einen weiteren Blick zurück geht es in Richtung Heimat. Nach vorne sehen soll ich, das sagen doch alle.

Okay, der erste Blick nach vorne zeigt mir vor meinem geistigen Auge die Stufen zu meiner Wohnung. Nach der Erfahrung mit dieser einen kleinen Stufe jetzt eben befällt mich leichte Panik. Aber Marc beruhigt mich, zur Not wird er mich zu meiner Wohnung hoch tragen.

Ein schiefes Grinsen meinerseits zeigt wohl meine Zweifel, doch ich suggeriere mir den ganzen langen Heimweg: Ich schaff das. Ich schaff das. Irgendwie werde ich da schon hoch kommen.

Und tatsächlich: Mit aller Kraft meines rechten Armes ziehe ich mich am Treppengeländer hoch und verfluche meine Beine, die sich einmalig stur stellen und sich so gar nicht kooperativ zeigen. Marc schiebt ordentlich von hinten, schließlich stehe ich vor meiner Wohnungstür, völlig am Ende meiner Kräfte und schon wieder den Tränen nahe.

Aber es ist geschafft.

*

Meine Wohnung. Mein 53.Geburtstag. Mein neues Leben - im wahrsten Sinne des Wortes. Wie wird es werden?

"Das liegt ganz alleine an dir, meine Liebe!" sage ich mahnend zu mir selbst. "Leg' die alten Muster in eine Schublade und verschließ' diese gut. Sie gleich über Bord zu werfen, wird dir nicht gelingen, aber weglegen kannst du sie wie alte Klamotten, von denen man sich noch nicht wirklich trennen kann und die mit etwas Verzögerung über den Umweg 'Kellerkiste' dann doch in der Altkleidersammlung landen."

Ich werde einen Riesen-Container brauchen für all diese schon von Kindheit an eingeübten und ordentlich verinnerlichten Verhaltensweisen, die mich bis hierher gebracht haben.

Doch zunächst stelle ich mich den Herausforderungen, die das Zuhause-Sein mit sich bringt.

Meine Töchter kommen zum Geburtstagskaffee und bringen mir ein Geschenk der besonderen Art mit: Einen Gehwagen, auch Rollator genannt, damit ich mich in der Wohnung wenigstens ein bisschen selbstständig vorwärts bewegen kann. Ich taufe ihn freundschaftlich 'Rolli'. Sehr hilfreich, dieses Teil, das merke ich sofort. Aber irgendwie komme ich mir damit auch schrecklich vor. Da nützt auch das liebevoll ins angehängte Körbchen gesetzte Plüsch-Schaf nichts, das Kiara und Kaja mir mit den ermutigenden Worten: "Damit ein dummes Schaf nicht so alleine hier ist!" überreicht haben.

In gebeugter Haltung, schwerfällig auf die Griffe meines Rollis gestützt - so stellt sich meine erste Selbstständigkeit dar. Da ich nicht schon wieder heulen will, mache ich ein paar Witzchen - und meine Kinder auch. Kaja vergleicht mich mit ihrem Opa, meinem Vater. "Der hatte auch so dünne Beine und so 'nen gebeugten Rücken."

Die Ähnlichkeit ist echt verblüffend, das sehe ich in der Scheibe meiner offen stehenden Balkontür. Wirklich aufheitern kann mich das nicht, es macht mich eher traurig, denn ich sehe wirklich aus wie mein Vater kurz vor seinem Tod. Nun ja, eins habe ich ihm voraus, ich habe noch eine zweite Chance bekommen, man wollte mich noch nicht haben da oben oder wo auch immer.

Komm Indianer, beiß' die Zähne zusammen. Das wird schon wieder.

Kaffee trinken, Kuchen essen, Anrufe und Glückwünsche entgegen nehmen - und vor allem mit den Mädels reden. Beide stehen noch schwer unter dem Eindruck der letzten zwei Wochen.

Sie erzählen abwechselnd Einzelheiten aus den Kliniken und aus ihrer Gefühlswelt. Letzteres zwar sehr verhalten, aber dennoch spürbar. Ich ahne etwas mehr, was sie da mit mir bzw. wegen mir durchgemacht haben.

So richtig umfassend begreife ich das alles immer noch nicht, mein Hirn verdaut anscheinend doch noch äußerst langsam. Es ist so, als würde ich jedes Mal aufs Neue einer Geschichte über jemand anderen lauschen, beziehe das Ganze immer noch nicht voll auf mich.

Die Seele kommt erst sehr viel später nach.

Sie erzählen, wie Kai versucht hat, ihnen schonend beizubringen, dass es um mich nicht besonders gut stand. "Das, was da in der Praxis auf dem Boden lag, hatte mir eurer Mama nicht mehr allzu viel Ähnlichkeit." Er berichtete ihnen, wie meine Chefs sich abgerackert hatten, wie der Notarzt immer wieder Strom durch meinen Körper gejagt hatte, wie wenig Hoffnung es gab, dass ich ohne wirklich große Schäden jemals wieder aufwachen würde.

Ich erinnere mich an eine Situation auf der ersten Intensivstation, als meine beiden Kinder mich so äußerst merkwürdig beobachtet hatten. Jetzt verstehe ich das, sie konnten zu dem Zeitpunkt überhaupt noch nicht wissen, ob da gerade eine Art Zombie zu Bewusstsein kommt oder ob mein weiteres Leben wirklich wieder einigermaßen lebenswert sein würde. Mein Gott, diese Angst muss furchtbar gewesen sein.

Kaja schildert, wie sie hunderte Male vergeblich versucht hatte, ihre Schwester telefonisch zu erreichen, um ihr das Geschehene beizubringen. Da meine beiden Töchter von der Stimme her am Telefon kaum zu unterscheiden sind, gab es einige Schwierigkeiten, als Kaja schließlich Matteo am Telefon hatte und ihm die Geschichte mit mir erzählen wollte.

Er rief wohl immer nur "Kiara? Amore mio?"

Und Kaja verzweifelte fast: "Nein, ich bin's, Kaja!"

"Si, Kiara, che cosa?"

"Nein, hier ist Kaja, ich bin die sorella! Unsere Mama ist im Krankenhaus. Ich erreiche meine Schwester nicht! Kannst du ihr bitte Bescheid sagen? Sie soll mich anrufen!"

Als das Missverständnis geklärt war, machte Matteo sich sofort auf, um seine Amica zu informieren. Nun standen dann also alle unter Schock.

Ich stelle mir dieses Münchner Chaos vor und muss grinsen. Aber meine Töchter finden es auch im Nachhinein noch wenig lustig.

Matteo hielt dann glücklicherweise Kiara davon ab, gleich ins Auto zu steigen und bestand darauf, dass sie erst am nächsten Tag mit dem Zug den langen Weg bis ins Heimburger Krankenhaus machte. Helfen konnte sie doch ohnehin nicht, und mit diesem Schrecken in den Gliedern Auto zu fahren, war schlicht und ergreifend zu gefährlich.

Danke, Matteo, mille grazie, das war sehr vernünftig von dir und ganz in meinem Sinne. Hast was gut bei mir!

So langsam werde ich nun wieder müde. Die beiden Mädels spüren das und lassen mich mit meinem Schaf als 'Aufpasser' alleine. Trotz der Müdigkeit komme ich innerlich keineswegs zur Ruhe. Tausende von Gedanken an die Vergangenheit und vor allem an die Zukunft schwirren durch meinen Kopf. Ich habe wohl doch auch ein bisschen Angst, obwohl ich das niemandem gestehen würde. Aber jetzt bin ich ja alleine hier, da kann mir keiner anmerken, wie ich innerlich doch der Verzweiflung näher bin als jedwedem Hoffnungsschimmer. Das wird ein

Riesenstück Arbeit, mich nicht hängen zu lassen sondern um mein zukünftiges Dasein zu kämpfen. Es hängt ganz alleine von mir ab, wie gut ich diesbezüglich vorankomme. Die Hindernisse, die sich mir in den Weg stellen werden, muss ich meistern, denn so wie mein Bruder möchte ich nicht enden. Nie mehr aus dem Haus, sich in der Wohnung 'verkriechen', immer auf Hilfe Anderer angewiesen sein –nein, das wäre kein Leben für mich. Koste es, was es wolle, ich werde mich nicht damit abfinden sondern kämpfen -und hoffentlich siegen.
Na also, da ist ja doch das Wörtchen 'Hoffnung' irgendwo in den Tiefen meines Denkens vorhanden!

Das Laufen mit Hilfe meines Rollis ist fast noch das Angenehmste am ganzen Zu-Hause-Sein. Beim Hinsetzen und besonders beim Aufstehen brauche ich eine Irrsinnskraft und habe starke Schmerzen in den Beinen und im linken Arm.
Nachts komme ich überhaupt nicht zur Ruhe, denn die Lähmung verursacht sowohl eine scheußliche Unruhe in den Beinen als auch tierische Schmerzen. Das macht mich schier verrückt, weil es keinerlei Linderung gibt. Alle, auch die stärksten Schmerzmittel nützen schlicht und ergreifend gar nichts gegen diese Nervenschmerzen.
So verbringe ich die Nächte mit Tränen der Verzweiflung, stehe zu Unzeiten nachts auf und lenke mich irgendwie ab, weil das Liegen dermaßen schmerzhaft ist und ich es nicht mehr ertragen kann.
Doch mein Körper ist müde, sehr müde. Ich kann nicht lesen, meine Augen fallen mir zu. Der Fernseher läuft ununterbrochen, doch ich kann auch keine Filme schauen vor Müdigkeit. Aber ich muss mich wach halten, denn sobald ich liege, schließt sich der Kreis und die Schmerzen fressen mich auf.

Inzwischen habe ich bereits tagsüber Angst vor dem Abend und der nächsten Nacht.

Morgens hat sich ein hübsches Ritual eingespielt. Marc kommt täglich mit seiner süßen Boxerhündin hierher, bringt Frühstück mit. Ich koche Tee -das kann ich immerhin schon- und wir frühstücken ausgiebig. Er erzählt von seiner Arbeit, grüßt mich von allen möglichen Leuten. Ich berichte über Bügelaktionen um 3 Uhr nachts und derlei Dinge, die ich mir zur Schmerzüberlistung so einfallen lasse. Meistens lässt er Sheila bei mir, so habe ich Gesellschaft, wenn er zur Arbeit geht. Sie lenkt mich ein bisschen von meinen trüben Gedanken ab, sie fordert mich immer wieder zum Bällchenwerfen auf, was in meiner Miniwohnung eher witzig wirkt. Aber ihr genügt es, wenn sie kurze Strecken hüpfen und mir dann stolz das Bällchen apportieren kann. Sie ist echt ein lustiger, lebhafter, andererseits aber auch total schmusiger Hund und liegt manchmal einfach stundenlang zu meinen Füßen und schnarcht zufrieden vor sich hin.

Wenn ich so auf mich alleine gestellt bin, probiere ich aus, was ich schon selbst machen kann und was nicht.
Ein Riesenproblem ist das Duschen, da ich dafür in meine Badewanne steigen muss, was allerdings meine Beine so gar nicht einsehen. Doch Not macht erfinderisch. Irgendwie schaffe ich es, mich auf den Badewannenrand zu setzen, ein Bein darüber zu heben und in der Wanne zu platzieren, dann das zweite -Pause, Luft holen, dann hochstemmen ohne auszurutschen. Zitternd und völlig kraftlos stehe ich unsicher da. Jegliche Lust auf Erfrischung ist mir vergangen. Aber eine

lauwarme Dusche ist allemal besser als der sofortige Rückweg auf dieselbe beschwerliche Weise. Also, Wasser marsch.
Ein Glücksgefühl überrieselt mich, endlich wieder im eigenen Bad mit vernünftigen Utensilien duschen! Sehr angenehm, aber ich will es nicht zu sehr ausdehnen, denn ich traue meinem Kreislauf zurzeit überhaupt nicht. Die Hitze draußen, die starken Medikamente, das macht mir doch ziemlich zu schaffen. Das Aussteigen aus der Wanne ist noch einmal Horror. Ein Übermaß an Konzentration ist nötig, um nicht auf diesen wackeligen Beinen auch noch auszurutschen und die nächste Katastrophe herbei zu führen. Kleine Schmerzensschreie und nicht gerade damenhafte Flüche hallen durch die gefliesten Wände. Eigentlich könnte ich jetzt gleich wieder duschen, so geschwitzt bin ich von diesem Gewaltakt. Ich beiße die Zähne zusammen, hangele mich mit steifen Beinen aus meinem kleinen Gefängnis heraus und heule ein Ströphchen. Ob das nun jeden Tag so sein wird?
Ja, vorerst schon.

Draußen ist schönstes Sommerwetter.
Ab und zu überwinde ich das Hindernis in Form einer kleinen Stufe zum Balkon, um ein bisschen draußen zu sein, die Luft zu genießen und vielleicht auch etwas Farbe ins ungewöhnlich bleiche Gesicht zu bekommen. Durch die vielen Medikamente kann ich die Wärme draußen allerdings nicht gut vertragen, mir wird schwindelig und ich muss die gut gemeinte Aktion Abwechslung abbrechen.
Also versuche ich es doch mal mit einem schönen Buch. Doch auch das Lesen will nicht lange klappen, meine Augen sind sehr schnell überanstrengt. Oder mein Hirn? Konzentration fällt mir nicht leicht, aber

ich trainiere ein bisschen mit Sudoku, dem beliebten Zahlenrätsel. Immerhin bekomme ich das einigermaßen auf die Reihe.

Ich rutsche oft in eine depressive Stimmung, weil von den gewohnten alltäglichen Dingen nichts so recht funktioniert, obwohl sie mir ein Höchstmaß an Anstrengung abverlangen und ich mich wirklich bemühe. Hinsetzen, aufstehen – natürlich nicht einfach so, sondern mit Hilfe des Tisches oder der Armlehnen meines Fernsehsessels, auf die ich mich stütze und hochstemme, bis ich einigermaßen stehe, ohne in den Beinen einzuknicken.
Aus dem Bett aufzustehen, gelingt mir nur mit Hilfe meines Rollis und ist auch dann noch unerträglich mühsam. Es ist halt nur ein normales Bett, nicht höhenverstellbar, und mir war bisher nicht bewusst, wie niedrig es ist. Oft bin ich geneigt, einfach liegen zu bleiben, ist doch eh alles egal, bewege ich mich halt nicht und ziehe die Decke über den Kopf.
Doch der innere Schweinehund bekommt Bellverbot, denn bis zum Beginn der Reha will ich wenigstens einigermaßen mobil sein. Ich habe keine Lust, in der Klinik auf dem Zimmer herum zu vegetieren. Also, Zähne zusammenbeißen und trainieren, hier zu Hause sieht dich doch keiner, da kannst du dich so blöd anstellen, wie du willst, Hauptsache du kommst irgendwie voran.

Die Reha-Klinik erwartet mich am 4. Juni, also nächsten Montag. Klappt ja prima, ich freue mich auf die Aussicht, dass es mir durch gezielte Therapien sicher schnell besser gehen wird. Vor allem setze ich große Hoffnung auf die ausführliche neurologische Untersuchung und damit auf genaueres Wissen, was mit meinen Beinen los ist. Dann werden die Ärzte dort mir sicher helfen können, diese elenden

unerträglichen Schmerzen endlich los zu werden. Vor dieser Untersuchung habe ich zwar ziemlich Angst, sie soll recht unangenehm sein. Aber wenn es denn der Wahrheitsfindung dient, werde ich auch das über mich ergehen lassen.
Die Schmerzen müssen aufhören, sonst drehe ich noch durch.

Heute feiert Marcs Mutter ihren runden Geburtstag. Große Gartenparty bei der Schwiegertochter, jede Menge Familie und Freunde. Auch ich bin eingeladen, aber ich frage mich, wie ich das machen soll. Die Wärme draußen, mein ständiger Schwindel, ich trau mich nicht wirklich. Marc zeigt dafür wenig Verständnis, ich soll es wenigstens versuchen, muss ja nicht bis zum Schluss bleiben. Klar, nicht bis zum Schluss, der ist ohnehin frühestens nachts um vier, daran ist gar nicht zu denken. Aber auch für ein, zwei Stunden fühle ich mich noch nicht stark genug. Wenn ich in der Wohnung einigermaßen zurecht komme, bedeutet es noch lange nicht, dass das draußen im Freien genau so ist.
Ich lasse mich überreden.
Marc holt mich ab und ich tappere hoch erhobenen Hauptes mit meinem Rolli unter den Blicken der anderen Gäste über den holperigen Kiesweg und den unebenen Rasen. Ist das ein Spießrutenlauf! Ich glaube den Gesichtern anzusehen, was die Leute denken:"Der arme Marc, was hat er sich denn da für Eine angelacht?"
Immer wenn ich in die Runde schaue, blicken die Menschen peinlich berührt zur Seite.
Nett hier.

Ich setze mich neben Marcs Oma. Da sie genau so wackelig auf den Beinen ist wie ich, gehen wir beide gemeinsam auf meinen Rolli gestützt zum Büffet. Ein Anblick für die Götter, vermute ich. Oma hält krampfhaft den linken Griff, ich den rechten, die Teller stellen wir auf die äußerst praktische Rolli-Ablage, und auf diese Weise bringen wir ganz autark unser Essen an den Tisch. Genau genommen erwarte ich jetzt eigentlich Applaus von den Zuschauerrängen. Kommt aber nicht. Genau so wenig wie Marc oder jemand von seinen Freunden. Sie stehen in Grüppchen auf der Wiese und plaudern. Die Schwägerin hat noch nicht ein einziges Wort mit mir gesprochen, die Mutter hat sich bisher nicht mal für das Geschenk bedankt, dass ich mit Kajas Hilfe liebevoll zusammengestellt und verpackt habe. Wahrscheinlich ist denen gar nicht bewusst, wieviel Energie mich die kleinsten Kleinigkeiten kosten, wie anstrengend im Moment alles für mich ist. Ich vermute, sie denken einfach, naja, Kris hat's ja überlebt und das war's. Noch wahrscheinlicher ist, sie denken gar nichts.

Warum bin ich innerlich so zickig drauf? Normalerweise würde ich doch verständnisvoll erkennen, dass sie alle Hände voll zu tun haben, diese Party auszurichten und ihre Gäste bestens zu bewirten. Gerda ist heute die Hauptperson und bestimmt aufgeregt, ob alles richtig klappt. Da muss ich mich doch nicht so wichtig nehmen.

Aber mir fordert dieses Hiersein eine Unmenge Kraft ab und ich fühle mich unendlich alleingelassen. Ich weiß, dass Marc mit Getränkeausschenken beschäftigt ist, doch mir fehlt ein Zugehörigkeitsgefühl zu dem Ganzen hier.

Ich will heim.

Herbert, Marcs Vater, setzt sich zu mir, und tatsächlich kommt zum ersten Mal an diesem Abend eine Art Unterhaltung in Gang. Herbert ist locker, macht seine Witzchen, erklärt mir die Zusammenstellung der anderen Gäste, lästert erfrischenderweise ein bisschen über diesen oder jenen. Für ein paar Minuten fühle ich mich jetzt doch ganz wohl.
Nun setzt sich sogar noch ein Pärchen zu uns, Freunde von Marc. Auch das Geburtstagskind selbst kommt dazu, und nun ist sie so, wie ich sie eigentlich kenne, redet ganz normal und ist auch ziemlich humorvoll drauf.

Vielleicht brauchen die Menschen eben doch eine ganze Weile, bis sie mit jemandem, der solch einen Schicksalsschlag erfahren musste wie ich, einigermaßen umgehen können. Vielleicht bin ich unfair, wenn ich erwarte, dass man mich ganz normal behandelt. Vielleicht fällt es ihnen einfach schrecklich schwer, mich so zu sehen, wo sie mich halt von vorher ganz anders kennen.
Andererseits kann ich doch nur nicht laufen, alles andere ist doch so wie vorher. Ach, was soll's.
Inzwischen sind schon so viele Stunden vergangen, dass ich langsam nicht mehr sitzen kann. Also lasse ich mich endlich guten Gewissens von Marc heim fahren.

*

Ich packe ziemlich gut gelaunt meinen Koffer für die Reha-Klinik. Es ist zwar ein wenig umständlich und dauert reichlich lange, doch die Vorfreude auf baldige Besserung meines Zustands lässt mich die Packerei humorvoll gestalten.
Montag geht's los. 11 Uhr Anreise, Marc bringt mich hin. Und dann volle Kraft voraus und Nervenschmerzen ade!

Aus welchem Grund auch immer, nennen wir es einfach Intuition, habe ich gerade in der Reha-Klinik angerufen und nachgefragt, ob auch alles okay ist mit dem heutigen Termin.
Was habe ich erfahren? Dass von der BfA leider noch keine Kostenübernahme vorliegt und ich dementsprechend auch nicht aufgenommen werden kann.
Ich bin ziemlich außer mir und muss jetzt heraus finden, wo denn da bitte schön geschlampt worden ist. Es war doch bisher alles klar und lief wie am Schnürchen!

Einige Telefonate später weiß ich es zwar, aber das nützt mir und meinen Schmerzen gar nichts. Wir müssen 'einige Tage abwarten' bis der von der Niehausener Klinik verschlampte Antrag auf Reha nochmals nach Berlin geschickt, dort bearbeitet, möglichst genehmigt und letztendlich samt Kostenübernahmeerklärung an die Reha-Klinik gesandt wird.
Oh, was rege ich mich auf! Das hört sich nach einigen vielen Tagen an. Ich glaube nicht, dass ich das aushalten kann. Aber im Moment bleibt mir nichts anderes übrig.
Her mit den Schmerzmitteln, ich drehe sonst durch.

Da ich durch die vermasselte Klinikanreise ziemlich frustriert bin, meine gepackten Koffer mich fragend ansehen und ich das dringende Bedürfnis habe, alles kurz und klein zu schlagen -allein der Versuch wäre aufgrund meiner Kraftlosigkeit ohnehin witzlos-, starte ich mal wieder ein Ablenkungsmanöver von diesen destruktiven Anwandlungen und biete meiner Freundin Romy telefonisch an, ihr die Haare zu schneiden. Ich weiß, dass sie dringend darauf wartet, sich aber nicht traut, mich in meiner jetzigen Situation damit zu behelligen. Wie ich es mir gedacht habe, kommt sie sofort.

Wie immer bei unseren Haarschneide-Treffen quatschen wir erst mal ausführlich, diesmal natürlich aus gegebenem Anlass über den aktuellen Ärger mit der Reha-Verzögerung.

Und während ich jetzt so Romys Haare bearbeite, schleicht sich ganz von weit her eine unglaubliche Idee in meinen Kopf: Romy könnte mich doch mit dem Auto mitnehmen zu unserem gemeinsamen Lieblingsgriechen. Irgendwie müsste das doch zu schaffen sein, sie kann mir ja auf der Treppe helfen, und zu laufen ist ja nicht so viel. Ich muss hier echt dringend mal raus, was Anderes sehen, mit Leuten sprechen, sonst kriege ich wirklich noch einen Koller. Und Strähne für Strähne verfestigt sich dieser Gedanke, bis ich ihn ausspreche - und in die Tat umsetze.

Romy lässt sich freudig überrascht auf das Abenteuer ein, und so präsentiert sie mich kurze Zeit später den bei meinem Anblick beinahe fassungslosen Bekannten, die wie immer dienstags beim Würfeln an der Theke hocken. Akis, der Wirt, kommt hinter'm Tresen vor, umarmt mich, drückt mich ganz fest und freut sich sichtbar, dass ich wieder da bin.

Fehlt nur noch der rote Teppich, denke ich, und lasse mich gerne ein bisschen feiern. Das tut gut nach all dem Frust der letzten Tage.

Es ist ein richtig netter Abend, und als Werner und Romy mich heim fahren, fühle ich mich nach all den Aufmunterungen und guten Wünschen meiner Freunde wieder kraftvoller und zuversichtlicher.

*

Meine Freundin Bianca ist zu Besuch. Wir haben schon immer die Eigenschaft, nicht irgendwelche Floskeln zu bemühen in unseren Gesprächen sondern direkt und unverblümt auf noch so heikle Themen zu kommen. So auch heute. Irgendwann während unseres so schönen Gesprächs fragt sie nach Frederick.
Oh wunderbare Verdrängung, wie funktioniertest du doch bisher so gut! Kaja hatte dieses Thema zwar mal angeschnitten, meine mangelnde Erinnerungsfähigkeit aber akzeptiert und sich mit der aktuellen Situation arrangiert. Genau wie ich.
Bianca klärt mich nun auf, dass ich innerhalb des letzten Jahres ein ziemliches Durcheinander in meinem Leben hatte.
Nach sieben Jahren mit Frederick hatte ich mich voriges Jahr plötzlich in Marc verliebt und mich von Frederick getrennt. Der konnte das zwar überhaupt nicht verstehen, denn wir hatten eine schöne Zeit gehabt, es gab nie einen Streit. Die Trennung kam für ihn aus dem oft zitierten 'heiteren Himmel'. Aber ich hatte wohl einen Punkt in meinem Leben erreicht, an dem ich alles in Frage stellte. Durch die schlimme Zeit im vorigen Jahr mit meiner Bandscheibe, die monatelange Arbeitsunfähigkeit, die daraus entstandenen finanziellen Schwierigkeiten, die Angst um den Job und das Bewusstwerden der eigenen Endlichkeit war ich sehr angeknackst und ziemlich labil. Irgendwie ist es einfach passiert, Marc war plötzlich da und ich verliebt

wie ein Teenie. Anfangs schien auch alles gut zu gehen, doch bald spürte ich, dass ein Ungleichgewicht in unserer Beziehung war. Ich war vielleicht etwas mitgenommen durch meine lange Krankheit, doch insgesamt hatte ich schon immer ein recht gutes Selbstbewusstsein und keinerlei Minderwertigkeitskomplexe. Letztere waren jedoch bei Marc ziemlich ausgeprägt und er bemühte sich sehr, sie durch äußeren Schein -schicke Klamotten, schickes Auto- zu übertünchen. Zwar durchschaute ich das schnell, dachte mir aber, das würde sich mit der Zeit legen, wenn er merkt, dass ich darauf keinen gesteigerten Wert lege und mir innere Werte mehr bedeuten. Dem war nicht so. Im Gegenteil, im Laufe des besseren Kennenlernens bemerkte ich, auf welch wackeligen Füßen sein ganzes Nach-außen-Wirken stand. In seiner Unzufriedenheit mit sich selbst und seiner Lebenssituation wurde er mir gegenüber oft sehr ungerecht und verletzend.

Mich hatte seine scheinbare Unbeschwertheit und Leichtigkeit im Umgang mit Alltäglichem sehr angezogen. Er war das genaue Gegenteil von Frederick, der manchmal vielleicht zu grüblerisch und tiefsinnig war. Auch Marcs Schnelligkeit und Schwung hatte mich mitgerissen, ich hatte mich irgendwie plötzlich flotter und jünger empfunden. Vielleicht lag das ein bisschen mit daran, dass er 11 Jahre jünger war als ich. Anfangs hatte ich zwar mit diesem Altersunterschied, der mir zunächst gar nicht bewusst war, Probleme, doch er hatte sie alle zerstreut, da er meinte, ihm wäre das völlig egal. Seine Liebe tat mir einfach gut und ich wollte dieses Gefühl genießen. Bis mir irgendwann klar wurde, dass er sich vielleicht selbst getäuscht hatte und die Liebe gar keine war, zumindest nicht von seiner Seite.

Vielleicht hatte er auch nicht damit gerechnet, dass Familie, Freunde oder Bekannte mich eventuell doch als 'zu alt für ihn' einstuften und er damit nicht auf Dauer zurechtkommen konnte.

Ich weiß bis heute noch nicht genau, warum ganz plötzlich eine Wendung kam, er mich immer mehr mit Worten und Verhaltensweisen verletzte. Jedenfalls war es irgendwann für mich furchtbar quälend und ich habe in dieser Zeit so viel geweint wie nie zuvor in meinem ganzen Leben.

Letztendlich war ich menschlich so tief von ihm enttäuscht, dass ich die Trennung weiteren Bemühungen um ihn vorzog.

In diese Zeit fiel ein Treffen mit Frederick, der mich nach wie vor über alles liebte und bereit war, mir meine Eskapaden zu verzeihen. Wir waren trotz unserer 'Auszeit' immer noch sehr vertraut mit einander, da war nichts Fremdes zwischen uns. Die gemeinsamen Jahre hatten für eine sehr stabile Basis gesorgt, auf die wir ohne Weiteres zurückgreifen konnten.

Dann plötzlich starb ein Freund von Marc, den ich auch sehr gut kannte. Dadurch gab es ein Wiedersehen mit Marc und ich spürte, dass meine Gefühle für ihn wohl noch nicht ganz abgekühlt waren. Unsere 'Beziehungskiste' war noch nicht richtig abgeschlossen.

Mein Innerstes sagte mir zwar, dass das einfach nicht gutgehen kann, dass ich allein schon intellektuell in einer ganz anderen Liga spielte, dass es in seiner Vorstellung von Leben meist um Geld und Äußerlichkeiten ging. Gespräche drehten sich vorwiegend um Fußball und Skat, andere Interessen gab es kaum. Doch ich wusste, dass ich mich immer schon einigermaßen anpassen konnte und tat dies auch diesmal.

Die Einfachheit seines Gemüts hat mich irgendwo auch tief berührt und ich hatte ihn wirklich schrecklich gern. Alle kleinen Alarmlämpchen, die in mir aufgingen, nutzten mir und meinen Gefühlen zu diesem Zeitpunkt außerordentlich wenig.

Zwei extremere Männer als diese beiden hätte mir das Leben nun wirklich nicht bescheren können. Der Eine höchst sensibel, genügsam, künstlerisch, gefühlvoll, liebevoll, einfühlsam und ein bisschen umständlich vielleicht – der Andere unsicher, nervös, sehr auf Äußeres bedacht, vorschnell bewertend und vor allem abwertend, aber irgendwie auch total süß und liebenswert.
Beide waren sehr tief in meinem Herzen verankert und ich wusste nicht mehr ein noch aus.
Ein ziemliches Chaos hatte ich da in mir und um mich herum.

Hinzu kam noch die spezielle Problematik mit Kaja, die im März eine üble Sprunggelenksverletzung hatte und operiert worden war, seitdem erst im Rollstuhl saß und nun nur mit zwei Krücken durch die Gegend humpeln konnte, da der rechte Fuß vier Monate lang nicht belastet werden durfte.
Sie lebt im Haus von Kai zwar in einer eigenen Wohnung, aber doch in mehr oder weniger direktem Kontakt zu ihm und seiner Freundin. Letztere war trotz meiner von mir selbst betriebenen Trennung von Kai nach 23 Ehejahren dermaßen eifersüchtig auf mich, dass sie mir schon vor Jahren den Zutritt zum Haus und sogar das Erscheinen in Gaststätten 'ihres' Ortsteils verboten hatte. Um die Wellen flach zu

halten und nicht unnötig Streit vom Zaun zu brechen, hatte ich mich auch meistens an dieses unsinnige Verbot gehalten.

Kai fand Paulas Haltung zwar auch völlig nervig, aber als ich auf seinen Vorschlag hin ein Gespräch mit ihr anstreben wollte, sie das jedoch ablehnte und mich am Telefon nur beschimpfte und beinahe hysterisch wiederholt das 'Hausverbot' aussprach, sah auch er keine Möglichkeit der Annäherung mehr.

Aber nun musste ich mich ja um Kaja kümmern, einkaufen, kochen, ihre Wäsche machen. Da ich dies ja in jenem Haus, in dem sich durchaus eine Waschmaschine befand –genau genommen meine, da sie ein Geschenk meiner Mutter vor Jahren war- wegen Paula nicht durfte, fuhr ich nach meiner Arbeit immer mal wieder hin und holte körbeweise Wäsche ab, wusch sie bei mir, brachte sie gebügelt wieder hin. Umständlicher ging es wirklich nicht. Und jedes Mal hatte ich ein scheußliches Gefühl im Bauch, ob ich Paula begegnen würde oder ob ich wieder glücklicherweise von ihr unbemerkt ein- und ausgehen könnte.

In genau diesen Zeitraum fielen auch noch Probleme im Job. Drei Chefinnen, mit denen ich mich sehr gut verstanden hatte, verließen zeitgleich die Praxis, ebenso eine Kollegin, die plötzlich krankheitsbedingt in Rente ging. Eine weitere Kollegin hatte gekündigt, weil ihre Mutter schwer erkrankt war. Die einzige verbliebene Kollegin, die das Büro mit mir teilte, war in Urlaub. Und ich stürzte mich in die nicht enden wollende Arbeit, schrieb an manchen Tagen 11 Stunden ununterbrochen die so wichtigen Untersuchungsbefunde, versuchte die ausgefallenen Kolleginnen so gut es ging zu ersetzen und die Chefs zufrieden zu stellen. Auch an Wochenenden fuhr ich in die Praxis, um Überhänge aufzufangen und zu Beginn der neuen Woche nicht direkt mutlos auf die sich häufenden Akten zu stoßen.

Durch das Hinzukommen dreier neuer Chefs als Ersatz für die ausgeschiedenen Ärztinnen war das Befunde schreiben erst einmal schwieriger geworden, denn wie bei allem Neuen musste man sich zunächst an die Eigenarten beim Diktieren, neue Ausdrücke und spezielle Wünsche bezüglich der Schreibart gewöhnen. Zudem nützte bei den neuen Chefs das äußerst arbeitserleichternde Spracherkennungs-system noch nichts, denn darauf mussten sie und vor allem der PC erst trainiert werden. Auch das fiel in meinen Aufgabenbereich.

Dann wurde Saskia zu meiner Unterstützung eingestellt. Sie hatte zwar Ahnung davon, wie man Computer bedient, doch sie kannte sich in der medizinischen Terminologie nicht im Geringsten aus und ich musste sie ziemlich mühsam anlernen, da sie nicht wirklich zuhörte und Tipps oder Korrekturen kaum annahm. Sie berief sich darauf, sie hätte ja dem Chef gesagt, dass sie keine Ahnung von Arztbriefen habe. Na, das konnte heiter werden, aber zunächst mal gab ich mir Mühe, ihr möglichst viel beizubringen, damit sie irgendwann und bitte recht bald auch eine wirkliche Hilfe sein könnte.

Im Prinzip hatte ich damit auch kein Problem, außer dass ein sorgfältiges Anlernen Zeit kostete, in der dann halt wieder Arbeit liegen blieb, die ich wieder aufholen musste.

Eine hübsche Spirale, die sich da aufbaute. Doch ich war in den 14 Jahren, die ich schon dort arbeitete, so mit der Praxis verbunden, dass ich es als meine Aufgabe ansah, alles irgendwie zu bewältigen.

Das Ergebnis war zunächst eine heftige Sehnenscheidenentzündung im rechten Arm vom vielen Tippen, woraufhin ich abends zu meinem Orthopäden ging, der mich arbeitsunfähig schreiben wollte. Ich lehnte das ab -schließlich war ich jetzt unverzichtbar im Büro, dachte ich- und versprach mit einer dicken Schiene am Arm, am nächsten Tag nicht ganz so viel zu schreiben und mich an den darauf folgenden zwei Wochenendtagen auszuruhen.

Der nächste Tag war dann jener spezielle Freitag, an dem ich versuchte mit der hinderlichen Schiene am rechten Arm zu schreiben, und weil das nicht ging meine Kollegin Nora telefonisch fragte, ob sie mich ablösen könnte.

Und während genau dieses Telefonats bin ich dann aus den Latschen gekippt.

Soweit Biancas intensiver Versuch, mich ins Bild zu setzen.
Nun ja, so gesehen wundert mich jetzt nichts mehr. Da hätte ich an Stelle meines Herzens wohl auch gestreikt.
Mir ist gerade gar nicht wohl zumute. Was für eine Geschichte!
Nun sitze ich hier mit einem Wirrwarr im Kopf. Aber ich bin dankbar, dass Bianca mich nun ziemlich ausführlich erinnerungsmäßig auf Trab gebracht hat.

*

Kaja hatte mir irgendwann erzählt, dass ich mal aus der Klinik heraus mit Frederick telefoniert hätte. Ich weiß davon nichts mehr - wie von vielen anderen Telefonaten auch. Ich habe mich gleiten lassen in das Umsorgtsein durch Kaja und Marc. Es erscheint mir so normal, dass Marc täglich zu mir kommt. Es ist so selbstverständlich, wie er hier ein- und ausgeht, Essen kocht, den Hund hier lässt, wenn er arbeiten muss.

Aber was ist mit Frederick?
Ich überwinde mich, trotz meiner noch so großen Gedächtnislücken einen telefonischen Kontakt zu ihm aufzunehmen. Die Sache muss geklärt werden, mir ist sehr mulmig, denn mir scheint, ich habe da ein großes Durcheinander auch für ihn angerichtet.
Da ich meiner Gefühlswelt zurzeit wohl gar nicht richtig trauen kann, werde ich fairerweise einen absoluten Schlussstrich ziehen müssen, um wenigstens nicht auch noch den Menschen, der mich von Herzen liebt und wahrscheinlich stumm vor sich hin leidet weiterhin im Unklaren zu lassen.
Meine eigene Klarheit werde ich mir wohl erst mit der Zeit erarbeiten können.
Mein Gott, ist das alles schwierig.

Frederick ist da und bringt mir persönlich meinen Haustürschlüssel, den er immer noch hatte, zurück. Er wirkt angespannt, aber er ist lieb und freundlich wie immer.
Was für eine dämliche Situation, da sitzen wir und sind uns so gar nicht fremd, haben aber 'diesmal richtig' Schluss gemacht und regeln gerade nur noch den offiziellen Teil wie Schlüsselübergabe, Klamotten-Abholen und Freunde-bleiben oder nicht.

Ich forsche in mir herum, was ich fühle, ob das alles so richtig ist, wie ich es jetzt angeleiert habe. Ich weiß es nicht, mir fehlen noch zu viele Mosaiksteinchen aus der jüngeren Vergangenheit.

Es geht mir gar nicht gut. Frederick tut mir Leid, Marc kann ich immer noch nicht wirklich einschätzen, etwas an ihm irritiert mich, wirkt unecht, um nicht zu sagen unehrlich. Oder ist es wirklich nur seine persönliche Unsicherheit?

Am besten genehmige ich mir eine Gefühlsauszeit, denn meine körperlichen Schmerzen nehmen mich dermaßen in Anspruch, dass ich mich um mein Innenleben im Moment beim besten Willen -den ich aber nicht wirklich verspüre- nicht kümmern kann.

"Gib dir Zeit, irgendwann kommt die Erinnerung zurück, deine gesundheitlichen Schwierigkeiten werden nachlassen, und vielleicht findest du dann wieder den Weg zu dir selbst," beruhige ich mich.

"Ja," flüstert mein kleiner frecher Zwilling in mir, "zu dir vielleicht, aber Frederick ist auf dem Weg verschütt gegangen. Und Marc bis dahin wohl auch, der ist nicht so stark, der hält das nicht mit dir durch bis du gesund bist. "

So, mein Zwilling meldet sich, das ist interessant, dann bin ich auf dem Wege der Besserung. Diese Zwiegespräche mit meinem Inneren kenne ich, aber ich will dabei immer Recht haben und gönne dem misstrauischen und besserwisserischen inneren Zwilling keinen Erfolg. Auch in diesem Fall nicht. Warte nur, ich werde es dir zeigen!

*

Endlich in der Reha-Klinik. Statt der erwarteten acht Tage war ich nun drei Wochen mehr oder weniger auf mich alleine gestellt in meiner Wohnung.

Nun beziehen mein Defi, mein Rolli und ich unser neues Heim für die nächsten drei Wochen.

Ich kann es kaum erwarten, die ersten Therapien und damit bitte auch die erste Besserung zu bekommen.

Mit meinem Rolli schleiche ich durch die Gänge und erkunde ein wenig die Räumlichkeiten. Es ist alles für den Anfang etwas unübersichtlich, ich finde meinen Speisesaal nicht auf Anhieb. Meine Nase hilft mir da wenig weiter, denn es stehen mehrere Speiseräume zur Auswahl und aus allen riecht es gleich.

Eigentlich will ich jetzt auch gar nicht mehr da hin, denn der spezielle Duft des Klinikessens hat bereits für ein deutliches Sättigungsgefühl bei mir gesorgt. Aber ich muss ja, Anwesenheitspflicht.

Etwas umständlich übergebe ich meinen Rolli der Obhut anderer abgestellter Gehwägelchen, die sich sicher schon besser hier auskennen. Vielleicht kann er ja von denen was lernen.

Ich lasse mich derweil auf meinen Platz sinken und beschäftige mich mit der Frage, was das da vor mir auf meinem Teller darstellen soll. Rein vom Anblick her kommt mir dazu so gar keine Idee. Ich probiere mal ein Gäbelchen, aber auch das bringt mich nicht weiter, es ist und bleibt etwas Undefinierbares. Warm ist es und ziemlich geschmacksneutral.

Meine Mitesser am Tisch starren vor sich hin und schaufeln diese Masse in sich hinein, völlig emotionslos, dafür schmatzend und kleckernd.

Das hatte ich völlig vergessen, dass ja in einer Neurologischen Klinik durchaus auch schlimmer Kranke mit Schlaganfällen oder dergleichen sind, die noch viel mehr neurologische Ausfälle haben als ich und denen man es auch auf den ersten Blick sofort ansieht. Jedenfalls ist es mir jetzt deutlich klar geworden, und das Thema Essen hat sich erst mal erledigt.

Ich gewöhne mich schon noch daran, aber heute geht da gar nichts mehr.

Abends telefoniere ich mit Kaja und erstatte ersten Bericht. Ja, es geht mir hier prima. Ja, die Leute sind sehr nett. Das Zimmer ist schön und ziemlich groß, bin doch an kleine Verhältnisse durch meine Eineinhalb-Zimmer-Wohnung gewöhnt.

Was soll ich auch anderes sagen? Ich bin nun mal für einige Zeit hier und will das Beste aus allem machen.

Nächster Tag.

EKG, Labor, erste Krankengymnastik und Ergotherapie habe ich heute schon absolviert. Bisher habe ich einen positiven Eindruck von den Therapeuten. Natürlich müssen sie sich erst mal ein Bild von mir und meinen derzeitigen Bewegungsmöglichkeiten machen, dann wird ein Plan erstellt und gezielt behandelt.

Der Rest des Tages gehört mir.

Ich liege auf dem Bett und schaue in seit Wochen lieb gewonnener Gewohnheit meine Mittags-Soapopera im Fernsehen. Mitten hinein klingelt das Telefon.

Etwas unwirsch melde ich mich und höre am anderen Ende eine Männerstimme: "Hallo, Frau Dorencke, ich bin Ihr Psychologe, mein Name ist Jürgens, wenn Sie möchten, hätte ich jetzt Zeit für Sie."

Möchte ich? Nein, ganz und gar nicht. Ich will meine Serie gucken und meine Ruhe haben.
Aber das geht wohl nicht. Natürlich habe ich zu möchten. 'Mein' Psychologe erwartet das von mir.
Also mache ich mich mit meinem Rolli auf den Weg zum Zimmer 333.

Als Eselsbrücke, um die Zimmernummer nicht zu vergessen auf dem langen Weg ins Stockwerk höher, singe ich leise den alten Song: "Wähle 3-3-3 auf dem Telefon, wähle 3-3-3 und du hast mich schon..." vor mich hin. Wer hat das noch mal gesungen? Graham Bonney? Ah ja, Langzeitgedächtnis geht doch noch!
Dass ich hier so vor mich hin singend durch die Flure humpel, scheint nicht weiter aufzufallen, jedenfalls guckt mich niemand komisch an. Aber ich bemühe mich ja auch ganz leise zu sein.
Herr Jürgens erwartet mich bereits und schaut leicht irritiert auf meinen Rolli. Zur Begrüßung fragt er mich, wie ich denn jetzt so mit meiner Behinderung umgehe.
Der Ausdruck Behinderung gefällt mir absolut nicht. Geht das nicht ein bisschen sensibler? Anscheinend nicht.
Ich schaue mit hochgezogener Augenbraue auf seine offensichtliche Facialisparese und sage: "Tja, wie man halt so mit einer Behinderung umgeht!"
Welch ein Einstieg! Das verspricht heiter zu werden. Ich hoffe, er hat meinen provokanten Blick nicht registriert, fühle mich aber jetzt schon absolut unmotiviert für diese erste Sitzung.
Im Prinzip habe ich nichts gegen Psychotherapeuten, kann schon manchmal sinnvoll sein, ein wenig fachmännische Hilfe in Krisenzeiten

zu erhalten. Doch als Herr Jürgens mit seinen vorbereiteten Tests beginnt, wird er mir sofort unsympathisch.

Ich hab's doch nicht an der Erbse, Junge! Ich war tot und kann jetzt nicht laufen. Wofür diese Tests?

Wir könnten doch zur Abwechslung mal über meinen Herzstillstand und den Defi plaudern. Was soll der Mist mit Memory-Bildchen und Vater- und-Sohn-Bildgeschichten. Das trifft so gar nicht meinen Humor.

Ich spüre, wie ich innerlich total blockiere.

Als er mir ein Blatt hinlegt mit der Aufforderung, ich soll mir das darauf abgebildete Etwas anschauen (eine Art Haus mit vielen verschiedenen Einzelheiten, Kreisen, Zickzacklinien, anderen geometrischen Formen), weiß ich erst mal gar nicht, was das soll.

Aber als er mir jetzt das Blatt weg nimmt und ein leeres Blatt plus Bleistift hinlegt mit der Aufforderung: "Und jetzt zeichnen Sie mal aus dem Gedächtnis, was Sie gerade gesehen haben!", da fühle ich mich echt auf den Arm genommen und werde richtig sauer.

Das ist mir doch zu blöd, dieses Gebilde hat mich Null interessiert, ich habe es mir nur unwillig betrachtet und auf keinen Fall eingeprägt. Warum auch?

Na gut, denke ich, dann gib dem Affen Zucker -und so male ich ein paar wenige Linien im vollen Bewusstsein, dass der gute Psycho nun seine Freude haben wird bei der Bewertung meiner Hirnleistung.

Der Erfolg lässt auch nicht lange auf sich warten: "Nun, das ist allerdings sehr auffällig, was Sie hier gemalt haben. Mehr haben Sie nicht in Erinnerung von dem Bild?"

"Nö," sage ich und verziehe keine Miene.

"Hmm, nun ja, die anderen Tests waren ja soweit ganz in Ordnung. Dann lassen wir das jetzt mal so ruhen."

Armer Kerl, mach dir nur nicht zu viele Gedanken, das ist jetzt bloß mein niederrheinischer Dickkopf. Vielleicht bin ich ja in der nächsten Sitzung schon etwas netter zu dir.

Nun kommt er doch noch kurz auf mein Event, den Defi und die Beinlähmung zu sprechen. Natürlich fragt er mich auch sehr geschickt aus, ob ich wirklich genau Bescheid weiß, was das mit dem Defi so auf sich hat, welche Einschränkungen er so für mich mit sich bringt. Aber jetzt bin ich brav und spiele mit, er soll mich ja nicht für einen kompletten Idioten halten. Schließlich trennen wir uns nach einer Stunde recht freundlich von einander. Nächste Sitzung am Freitag.
Hoffentlich nicht wieder mit irgendwelchen dämlichen Tests, denke ich, dann könnten wir Freunde werden.

Die Nacht ist wieder ganz schlimm. An schlafen ist überhaupt nicht zu denken. Meine Beine machen mich mal wieder rasend. Wann ändert sich dieser Zustand nur endlich? Mein Kopf ist voll mit unseligen Gedanken über mich, mein Leben, wie alles weitergehen wird.
Ich zappe sinnlos zwischen den paar zur Verfügung stehenden Fernsehprogrammen herum, bin hundemüde, schlafe gegen Morgen völlig erschöpft ein –und eine halbe Stunde später klingelt unerbittlich der Wecker.
Aufstehen, Frühstück, Therapien –und bitte mehr Fröhlichkeit an den Tag legen, denn hier geben sich alle größte Mühe mit dir und haben dieses zerquälte, mürrische Gesicht nicht verdient!

Die angeordnete Naturmoorpackung bekommt mir gar nicht. Ich habe Schmerzen um die OP-Stelle herum und ziemlich heftige Herzrhythmusstörungen. Ich gehe gleich zur Stationsschwester und lasse die weiteren vorgesehenen Moorpackungen vom Plan nehmen. Bitte nichts mit Wärme! Ist ja nett gemeint, aber ich vertrage es wirklich nicht.

Krankengymnastik (im 'Fachjargon': KG!) und Ergotherapie sind ganz okay.

Tim, mein Physiotherapeut, ist recht vorsichtig und verlangt mir nichts ab, was ich noch nicht kann. Also: Er verlangt mir gar nichts ab.

Ich stehe auf einem wackeligen Brett, muss mich natürlich auf seinen Schultern abstützen, und er versucht heraus zu bekommen, ob ich schon ein wenig das Gleichgewicht halten kann. Er gibt mir ganz, ganz leichte Stupser ans Bein, ans Knie, an die Hüfte, und ich wackel auf dem Ding herum ohne jegliche Chance.

"Gut, ich sehe schon, das geht gar nicht. Macht nichts, wir fangen einfach ganz langsam an." Runter vom Wackelbrett. Das Ganze nun einfach nur im Stehen auf dem Boden. Ohne Festhalten geht das aber auch nicht. Tim verspricht mir, sich bis zum nächsten Mal was auszudenken, was mich nicht so frustriert. Ich freue mich, dass er so viel Verständnis hat und mich nicht in meiner Verzweiflung hängen lässt sondern mir Mut macht, ohne mich zu überfordern.

Nun steht noch ein Vortrag auf meinem Programm, dann ist schon wieder Abendessenszeit. Frühstück und Abendessen sind zu ertragen, im Gegensatz zum Mittagessen. Morgens und abends gibt es Essen vom Büffet, man kann sich nehmen was und wie viel man will und das

Angebot an Wurst, Käse und Salaten ist gar nicht so schlecht. Verschiedene Brotsorten sorgen für Abwechslung.

Zu meiner allergrößten Freude gibt es abends immer Buttermilch in uneingeschränkter Menge, da bediene ich mich jedes Mal hemmungslos.

Meine Tischnachbarn sehe ich fast nur abends, denn morgens und mittags hat jeder so seine Therapien und Anwendungen, da überschneiden sich die Zeiten, wann man essen geht. Inzwischen halten wir auch schon ein wenig höflichen Smalltalk während des Essens.

Ich sage doch, ich gewöhne mich schon noch daran.

Nach dem frühen Abendessen wird die Zeit sehr lang, außer Sudoku und Fernsehen habe ich ja nicht viel Abwechslung im Moment.

Und über allem schwebt die Angst vor der nächsten schlaflosen Nacht.

Tag 4, der Tag mit der lang ersehnten und auch etwas gefürchteten neurologischen Untersuchung meiner Beine. Mir ist etwas mulmig zu Mute, allein schon,weil ich weiß, dass bei dieser Untersuchung Strom eingesetzt wird. Von Strom habe ich bis auf Weiteres wirklich genug! Außerdem habe ich Bedenken, dass es meinem Defi schaden könnte, denn wenn ich mir noch nicht einmal mit einem Elektrorasierer die Achseln rasieren und auch einen Fön nicht in der linken Hand halten soll, dann ist doch Strom durch Beine und Wirbelsäule noch schlimmer. Aber die nette Dame im Untersuchungszimmer beruhigt mich und verspricht mir, ganz vorsichtig vorzugehen. Nun gut, Augen zu und durch. Ich konzentriere mich sehr, spüre aber lange Zeit gar nichts. Das Warten auf ein Kribbeln im rechten Fuß erscheint mir lang, zu lang.

Mir wird bestätigt, dass die Nervenschädigung im rechten Bein deutlicher ist als im linken. Mehr erfahre ich erst einmal nicht, der Chefarzt muss die Daten auswerten, dann wird er das Ergebnis mit mir besprechen.

Nach dem Mittagessen gebe ich meinem Rolli frei, indem ich ihn in meinem Zimmer ans Fenster stelle und als Kleiderständer benutze. Mit Hilfe der Handläufe, die auf allen Fluren durchgängig angebracht sind, traue ich mir zu, mich vorsichtig ohne Rolli in der Klinik vorwärts bewegen zu können. Anfangs ist es ziemlich irritierend, aber ich will ja so schnell es geht ohne Hilfe laufen können. Mir wird immer wieder schwindelig, doch ganz nah an den Haltegriffen laufend, kann ich mich jederzeit schnell festhalten. So versuche ich mich peu à peu aus der letzten sichtbaren Abhängigkeit in Form meines Rollis zu befreien.

Ein bisschen KG, ein nicht wirklich interessanter Vortrag über 'unsere' Klinik.
Dann noch ein Termin beim Ergotherapeuten, den ich so schnell nicht vergessen werde.
Der gute Mann geht ziemlich forsch mit mir um. Er erklärt mir, dass es mir nicht gut tut, immer mit dem Aufzug zu fahren, ich soll Treppen laufen, sonst wird das nie was mit der Beinmuskulatur. Ich starre ihn ungläubig an, erläutere ihm aber einigermaßen geduldig die Probleme mit der Lähmung, der Nervenschädigung und dass mir meine Beine nicht gehorchen, ich nicht laufen und schon gar nicht Treppen steigen kann. Außerdem ist es erst mein vierter Tag hier, und ein bisschen Zeit werde ich wohl noch brauchen dürfen.

Irgendwie erinnert mich die Situation an den Chefarzt der ersten Intensivstation.

"Na, dann kommen Sie mal hierher," winkt er mich zu sich und einem bereit gestellten Trampolin heran.

Ich bin leicht fassungslos und kann nicht glauben, dass ich da wirklich hoch soll.

"Ich helfe Ihnen, und wenn Sie oben sind, können Sie sich an der Sprossenwand erst mal festhalten."

Höchst umständlich und zitterig erklettere ich das Trampolin, ziehe mich mit Hilfe der Sprossenwand zum Stehen hoch und versuche, meine erbarmungswürdig schlotternden Beine in Schach zu halten.

"Nun wippen Sie mal, erst auf beiden Beinen, dann nur auf einem. Natürlich nicht mehr festhalten! Auf geht's."

Meinen Protest beachtet er nicht. Mir wird es ganz heiß, wahrscheinlich vor Anstrengung und vor Wut. Letztere lässt mich dann unvernünftigerweise seinem Kommando folgen.

Aber 'auf geht's' ist nicht -ab geht's, und zwar knicke ich im rechten Bein ein und mit dem linken Fuß um, halte mich im letzten Moment noch an der Sprossenwand fest, um nicht komplett von diesem Trampolin herunter zu segeln.

Ein Höchstmaß an Selbstbeherrschung lässt mich meine Flüche nur innerlich brüllen.

Der Ergotherapeut zuckt nur kurz zusammen, entlässt mich dann aus dieser unerfreulichen Therapiestunde mit der wiederholten Aufforderung:"Und denken Sie dran, Treppen laufen! Übrigens trage ich Sie für die Gleichgewichtsgruppe morgen früh ein."

Mein linker Fuß tut weh, wird auch ein bisschen dick. Ich hole mir eins von den in jedem Stockwerk bereit stehenden Kühlpacks und verkrieche mich in meinem Bett.
Mir reicht's für heute. Dieser Idiot hat mir meinen ganzen positiven Schub vermasselt. Mein Stolz, schon ein bisschen ohne Rolli zurecht zu kommen, ist wie weggeblasen. Ich bin frustriert ohne Ende.

Samstag, Gleichgewichtsgruppe. Ich stehe hier wie Klein Doofi. Wir sollen auf beiden Füßen wippen -geht nicht-, dann vor und zurück schwanken bis kurz vor'm Umkippen -geht gar nicht-, auf einem Bein hüpfen -geht überhaupt nicht.
Die Therapeutin fragt mich, warum ich eigentlich dabei bin.
Ich antworte ziemlich angesäuert: "Das weiß ich auch nicht, so ein überfähiger Kollege von Ihnen hat mich hier eingetragen. Aber für mich war es das erste und das letzte Mal. Das ist die absolut falsche Therapie. Auf wahrscheinlich nicht so schnell Wiedersehen!"
Eine Mischung aus Frust und Zorn lässt mich hoch erhobenen Hauptes von dannen humpeln, bevor die ersten Tränchen sichtbar werden.

Marc holt mich mit dem Auto ab und spendiert uns ein Burger-Menü bei Mac Donald's. Ich erzähle ihm meine Erlebnisse der letzten Tage und meine Enttäuschung von gestern und heute, zeige ihm meinen inzwischen deutlich geschwollenen linken Fuß und erhoffe mir ein bisschen Verständnis, Trost und Aufmunterung. Hält sich in Grenzen. Aber das ist vielleicht auch gut so, jammern hat noch nie was genutzt. Ich lasse mir den Hamburger Royal schmecken und die Klinik für eine Weile hinter mir.

*

Inzwischen wage ich mich auch alleine aus den sicheren Klinikwände heraus, allerdings kommt dabei dann doch wieder mein Rolli zum Einsatz. Es ist merkwürdig, dass man innerhalb der Klinik ein gewisses Vertrauen und Sicherheitsgefühl hat, aber so bald man vor die Tür tritt ist das plötzlich total weg. Es ist als ob die Welt da draußen viel zu groß, zu weit, zu hell, zu gefährlich ist. Überall lauert etwas Unerwartetes.

Ich weiß, dass ich nur durch einen kleinen Park gegenüber der Klinik gehen und am anderen Ende eine Straße überqueren muss, und schon bin ich bei meinem Lieblingsgriechen. Meine Lust auf einen leckeren Cappuccino lässt mich meine Ängstlichkeit überwinden. Ich mache mich auf.

Erste Hürde: Eine leichte Steigung des Parkwegs, die ich samt Rolli kaum schaffe. Kleine Steinchen und herum liegende Zweige bringen meine unsicheren Füße ziemlich durcheinander. Aber ich gebe nicht auf.

Für einen Weg von normalerweise vielleicht 3 Minuten brauche ich fast eine halbe Stunde, doch ich komme an, wenn auch ziemlich erschöpft.

Yannis stürzt heraus, als er mich sieht, hilft mir die wenigen Stufen zum Lokal hoch, trägt meinen Rolli in den Flur und bereitet mir den wahrscheinlich leckersten Cappuccino meines Lebens zu. Er freut sich mit mir über meinen ersten eigenständigen Ausflug und macht mir Mut, muntert mich richtig auf, lobt mich und meinen Ehrgeiz und 'weiß' ganz genau, dass es mir bald wieder richtig gut gehen wird.

Ja, das ist es, das habe ich gebraucht, ich bin ihm dankbar für seinen Zuspruch und seine Zuversicht. Außerdem weiß ich ja jetzt, dass ich den Weg hierher schaffen kann, wenn ich will, und das lässt mir die weiteren Klinikwochen nicht ganz so öde erscheinen. Hier kann ich Leute, Bekannte treffen und ein bisschen Normalität üben. Eigentlich praktischer als wenn ich zu Hause wäre, denn von dort aus käme ich nicht einfach mal auf die Schnelle und ohne fremde Hilfe in die Innenstadt.

Na also, hat doch alles seine Vorteile, wenn man genauer hinschaut. Langsam werde ich zum Experten im Fach 'Positives Denken'.

Die letzten Tage verliefen relativ ruhig im regelmäßigen Trott von KG, Ergo, Massage -Letzteres das Beste überhaupt bisher!
Heute ist der nächste Termin bei meinem Psycho. Er staunt nicht schlecht, als ich ihm ohne Rolli entgegen komme und lobt ausführlich meinen starken Willen und meine Kraft. Ich erzähle ihm von meinen 'Selbstversuchen' ohne Rolli innerhalb der Klinik und von meinem Ausflug mit Rolli zum Griechen. Das findet er anscheinend sehr gut, vor allem auch, dass ich draußen noch auf Nummer Sicher gehe und nicht aus falscher Eitelkeit ein Risiko eingehe. Ich erkläre ihm, dass Eitelkeit nie wirklich ein Thema für mich war, dass in diesem Fall aber die Sicherheit ohnehin für mich an erster Stelle steht.
In diesem Zusammenhang erzähle ich ihm von meinem Trampolin-Erlebnis und er betrachtet meinen inzwischen sehr dick geschwollenen Fuß. Meine Bemerkung, dass ich mich an Elefanten-Extremitäten (erst der linke Arm, jetzt der linke Fuß) langsam bereits gewöhnt habe, lässt ihn zwar schmunzeln, aber er rät mir, den Arzt zu informieren und den Fuß vielleicht mal röntgen zu lassen.
Wir gehen nun in einen anderen Raum, in dem ich mich an einen PC setzen darf. Statt Memory und Bildergeschichten kommen jetzt Tests per Bildschirm. Ist aber ganz lustig. Es geht wohl um Reaktionsvermögen, Zuordnung von Tasten, Schnelligkeit u.s.w. Diese

Art Test liegt mir deutlich mehr, ich fühle mich nicht ganz so plemplem eingestuft und absolviere ziemlich entspannt das Programm.
Herr Jürgens scheint zufrieden zu sein, ich bin es auch.

Meine Physiotherapie ist inzwischen von einer auf drei Stunden pro Tag erhöht worden. Dadurch habe ich jetzt auch drei verschiedene Leute, die sich alle wirklich toll um mich kümmern. Sicher, es ist anstrengend, aber mir scheint es auch sehr effektiv zu sein, was die da so mit mir machen.
Katrin -liebevoll von mir 'mein Quälgeist' genannt- hat mein linkes Sprunggelenk mit einem kunstvollen Tape versehen, so dass ich eine größere Stabilität und etwas weniger Schmerzen habe.
Die Übungen, die sie mit mir macht, sind wahrhaftig schweißtreibend, den Namen 'Quälgeist' wird sie so schnell nicht wieder los. Aber ich glaube, sie nimmt mir das nicht übel. Sie weiß genau, was sie tut - und ich weiß auch genau, dass es richtig ist und seine Wirkung zeigt. Die Zeit mit ihr ist meist sehr lustig, sie hat einen netten Humor und geht wirklich behutsam mit mir um, auch wenn für mich alles noch sehr mühsam ist.

Zwischen den einzelnen Therapien bleibt manchmal so viel Zeit, dass es sich lohnt nach draußen zu gehen. Es gibt einen Innenhof mit gemütlichen Gartenstühlen und Holzbänken. Dort sitze ich dann und halte ein Schwätzchen mit einigen Mitinsassen. Natürlich wird hier viel gelästert und gemeckert, vor allem über das Essen. Das ist wirklich grottenschlecht, viele der Reha-Patienten gehen fast täglich auswärts essen und beschweren sich über die dadurch entstehenden zusätzlichen Ausgaben.

Mir ist das Essen nicht so wichtig, daher interessiert mich diese Art Kommunikation auch nicht wirklich. Aber ein bisschen Dünnsinn plaudern und in der Sonne sitzen ist schon ab und zu ganz nett.

Beim Mittagessen sitze ich plötzlich alleine an meinem Tisch. Die anderen sind als gesund entlassen worden. Ich genieße eine Zeitlang in vollen Zügen das Ungestörtsein -bis plötzlich ein "Neuer" nebst Rolli an meinen Tisch gesetzt wird. Es ist ein Mann so um die 60, vermute ich. Er bellt mir irgendwas wie "Tach!" entgegen. Gerade auf einem Stück Fleisch kauend, nicke ich freundlich lächelnd, denn mit vollem Mund spricht man ja nicht.
Nun wird sein Bellen noch etwas lauter: "Sprechen Sie deutsch?"
Oha, ganz schön aggressiv, denke ich und nicke wieder –immer noch freundlich lächelnd- und presse zwischen zwei Kaueinheiten "Ja!" durch die Lippen.
"Was???" herrscht er mich an. Ich schlucke meinen Bissen herunter.
"Ja", sage ich, diesmal laut und deutlich, dafür aber etwas weniger freundlich lächelnd.
Empört grummelt er ziemlich laut vor sich hin:"Immer diese Ausländer! Wohin man guckt, nur Ausländer! Ausländer. Sogar beim Essen Ausländer!"
Obwohl ich ziemlich perplex bin, huscht mir ein breites Grinsen über's Gesicht. Okay, ich habe dunkle Haare und braune Augen, mein Teint ist ziemlich dunkel, aber ich bin schlicht und ergreifend trotzdem Deutsche. Doch dass er mich für eine –anscheinend von ihm nicht sehr geschätzte- Ausländerin hält, finde ich in diesem Fall genial, denn bei solch einer ausgeprägten Verachtung wird er sich mit Sicherheit schnellstens um einen anderen Essenstisch bemühen. Und das wäre

mir sehr Recht. Mein Grinsen kommentiert er auch noch irgendwie, aber ich höre gar nicht mehr hin, beende vorzeitig meine Mahlzeit und sage in bestem Hochdeutsch: "Guten Appetit weiterhin und einen schönen Tag noch."
Schon beim Abendessen ist er übrigens nicht mehr da.

Beim Warten auf die nächste KG sitze ich mit meinem Sudoku-Heft auf einem langen Stationsflur. Hier sind sowohl Patientenzimmer als auch die Therapieräume untergebracht. Während ich mich mit meinem Zahlenrätsel beschäftige, höre ich jemanden reden und schaue hoch. Eine Patientin, vielleicht Mitte vierzig, tappert den Flur entlang, hält eine kleine Pflanze in der Hand und spricht laut vor sich hin:"Diese Blume habe ich von meiner Putzfrau bekommen. Ja, schöne Blume, dich bringe ich jetzt nach Hause. Du hast sicher Durst. Ich hole dir Wasser."
Sie guckt mich an:"Diese Blume ist von meiner Putzfrau."
Ich nicke bewundernd und will gerade dieses vertrocknete Etwas in ihrer Hand bestaunen, da höre ich vom anderen Ende des Flurs eine Schwester:"Hallo, Frau Sommer, wo wollen Sie denn hin? Wollen Sie in Ihr Zimmer?"
"Ja, diese Blume ist von meiner Putzfrau. Die hat Durst."
Die Schwester kommt näher und sagt ganz lieb:"Na dann kommen Sie mal, Ihr Zimmer ist doch hier vorne, wir haben doch extra für Sie dieses Bild mit dem Baum an die Tür gehängt! Sehen Sie, hier!"
"Ja, mein Zimmer. Der Baum."
Die Schwester bugsiert Frau Sommer in ihr Zimmer und schließt die Tür hinter ihr. Sie schaut kurz in meine Richtung und wir grinsen uns zu.
Kaum ist die Schwester ein paar Meter weggegangen, öffnet sich die Tür mit dem Baum, Frau Sommer kommt heraus und beginnt von

Neuem ihren Spaziergang nebst erklärendem Monolog:"Die Blume habe ich von meiner Putzfrau. Die Blume hat Durst."
Ich schicke ein inniges Dankeschön gen Himmel, dass es mir so gut geht.

Meine Kollegin Sabine kommt mich besuchen. Wir haben außerhalb der Praxis auch privaten Kontakt, und sie kümmert sich eigentlich immer recht rührend, wenn jemand krank ist. Wir gehen zusammen erst zum Griechen und danach sogar in Marcs Lokal. Der Weg dorthin ist ziemlich weit, aber mit Sabine und Rolli traue ich ihn mir zu. Ich freue mich schon auf Marcs Gesicht, wenn ich da reinspaziere. Überraschung!
Ja, schon, aber die Leute dort reagieren etwas befremdlicher als die beim Griechen.
Komisch, ist es denen wirklich so unangenehm, dass sie mich so sehen müssen? Außer dass mein Laufstil etwas mühsam wirkt, ist mir doch nichts weiter anzusehen. Den Rolli habe ich sogar draußen im Hof gelassen, damit es nicht zu erschreckend wirkt.
Egal, Sabine und ich haben unseren Spaß und ich vermute, dass ich nach dem noch bevorstehenden ebenso langen Heimweg vielleicht so müde und erschöpft sein werde, dass ich wenigstens ein bisschen schlafen kann.

*

Zwei Wochen Reha habe ich hinter mir und bin insgesamt ganz guter Dinge. Der Fuß macht mir zwar immer noch Sorgen, er nimmt inzwischen Ausmaße an, dass ich in keinen Turnschuh mehr hinein passe. Aber meine guten alten Gesundheitslatschen sind in den Riemchen verstellbar und so schlappe ich halt jetzt mit ihnen durch die Gegend.

Kaja und Silvio holen mich mit dem Auto ab, es geht zu unser aller Lieblingschinesen lecker essen. Tut das gut! Ein schönes Essen, eine ziemlich lustige Unterhaltung. Silvio war einige Jahre mit Kaja zusammen, nun sind sie zwar getrennt, doch sie verstehen sich immer noch ganz gut.

Silvio muss sich sowohl Kajas als auch meine leidvollen Erfahrungen als ‚Behindis' anhören, aber trotz allen Leids sind wir ja eigentlich inzwischen ganz guter Dinge. Auch die beiden raten mir beim Anblick meines Elefantenfußes zum Röntgen. Ich verspreche, mich morgen bei der Ärztin diesbezüglich zu melden.

Während ich vor der Röntgenabteilung sitze und warte, spricht mich ein Mann an, schätzungsweise ungefähr mein Alter. Er fragt, ob ich zufällig aus Münster komme. Nein, ich bin zwar gebürtig aus Nordrhein-Westfalen, komme aber aus Moers und nicht aus Münster. Er ist sehr höflich, zwar etwas wirr von seiner Erzählung her, aber ich verstehe durchaus, dass er bei einem schweren Sturz mit dem Fahrrad ein Schädel-Hirn-Trauma erlitten hatte und während seines Komas seine erste große Liebe wiedergesehen hatte. Nun ist er hier zur Reha und sieht mich, und es ist ihm klar, dass ich die Frau aus seinem Koma sein muss. So ähnlich könnte seine frühere Freundin nämlich heute aussehen.

Da ich selbst ja Einiges in meinem Koma erlebt habe, kann ich das alles ganz gut nachvollziehen, möchte aber nicht aufgrund meiner eventuellen Ähnlichkeit mit jener Dame weitere Geschichten hören. Da er jedoch keine Anstalten macht, weiterzugehen, zucke ich bedauernd die Schultern und sage: "Da kann ich Ihnen nun aber wirklich gar nicht weiterhelfen. Und ich muss auch jetzt zum Röntgen. Tschüss dann, und weiterhin gute Besserung!"

Beim Röntgen ist herausgekommen, dass zumindest nichts gebrochen ist. Man vermutet, dass vielleicht ein Band gerissen sein könnte, doch wegen meines Defis darf ich ja nicht ins Kernspin, also kann man keine weitere Diagnostik betreiben sondern nur den Fuß schonen und abwarten. Ich bekomme nun Salbenverbände und soll den Fuß regelmäßig hoch legen und kühlen.

Mache ich, aber vorher muss ich noch in die Stadt zur Sparkasse, um einen Scheck von der Privaten Krankenversicherung einzureichen, damit ich langsam mal erste Rechnungen der Kliniken bezahlen kann. Der Weg kommt mir sehr, sehr lang vor und das Resultat sind heftige Schmerzen. Nun liege ich brav im Bett und kühle gleich mit zwei Eispacks meinen armen Fuß.

Außerdem ist mir unterwegs aufgefallen, dass sich mein Defi irgendwie bemerkbar gemacht hat. Es war ein leichtes Rütteln in der Herzgegend zu spüren, so, als würde mich jemand von innen mehrmals anrempeln. Das wirkt auf mich ziemlich erschreckend. Ich beobachte sehr angespannt, ob sich das wiederholt und habe eine gehörige Portion Angst im Nacken.

Tag 18 in der Reha. Ich mache weitere Fortschritte, im wahrsten Sinne des Wortes. Inzwischen laufe ich, wenn auch noch sehr vorsichtig und unsicher, auch draußen ohne Rolli herum. Natürlich nicht, ohne mich vorher bei ihm für seine Dienste bedankt zu haben. Wir haben Einiges zusammen erlebt, was ich in meinem gesunden Leben für undenkbar gehalten hätte.

Kaja ist ziemlich frustriert. Ihr Fuß heilt nicht so, wie sie sich das vorgestellt hatte. Sie muss nun auch eine ambulante Reha machen, und die passive Bewegung des Fußes durch den Therapeuten tut ganz schön weh. Da ich auch einen ziemlichen Durchhänger habe, beschließen wir, mal zusammen durch die Stadt zu gehen und uns irgendwie abzulenken. Was tun die meisten Frauen, wenn sie frustriert sind? Sie gehen zum Friseur. Wir auch.

Beim Gang durch die Fußgängerzone wird uns mal wieder bewusst, wie Behinderten-unfreundlich so eine Stadt ist. Nicht nur von der Bauweise sondern auch von den Menschen her. Man ist als Behinderter unbequem, also wird man weitestgehend ignoriert. Rücksichtslosigkeit steht auf der Tagesordnung. Ohne Rolli fühle ich mich dem jedoch noch viel mehr ausgesetzt, denn nun habe ich nicht mal mehr ein ‚Erkennungszeichen' und meine Wackeligkeit in den Beinen plus das leichte Schwanken durch den Schwindel wird sicher falsch gedeutet von den ach so mobilen, forschen, normalen Menschen. Kann einem schon manchmal Angst machen. Aber da muss ich durch. Hauptsache, mich rempelt keiner aus Versehen an, denn das wäre katastrophal für mich, ich könnte mich sicher nicht im Gleichgewicht halten. Also konzentriere ich mich auf den Weg, die Leute, die mir entgegen kommen, die Leute die um mich herum wuseln, die Leute, die mich überholen wollen. Kaja geht es nicht viel anders, doch sie hat ja zumindest noch ihre Gehhilfen, die von den anderen gesehen werden. So kommen wir tatsächlich unversehrt beim Friseur an.

Wir lassen uns beide endlich mal auf eine angenehme Art 'verarzten', Haare waschen, kleine Kopfmassage, ein vernünftiger Haarschnitt. Schon auf dem Weg hierher hatten wir in Erwägung gezogen, uns aus Wärme- und Bequemlichkeitsgründen die Haare ziemlich kurz schneiden zu lassen. Ich schaue dem Friseur zu und finde, Kaja sieht total süß aus. Also trenne auch mich von meinen langen Haaren, die durch den Strom oder die Medikamente ohnehin schwer gelitten haben. So verlassen wir beide den Salon mit feschen Kurzhaarschnitten und fühlen uns wesentlich besser als noch kurze Zeit zuvor. Friseur wirkt Wunder.

Ziemlich erschöpft aber auch ein bisschen glücklich lande ich später wieder im sicheren Hafen der Klinik.

Ich denke ernsthaft darüber nach, ob ich mir nicht auch eine Gehhilfe, sprich einen Krückstock anschaffen soll, um diesen Ignoranten da draußen zu signalisieren, dass hier jemand kommt, der durch eine Krankheit nicht in der Lage ist, schnell und sicher zu laufen und dem man etwas Rücksicht zukommen lassen muss.

Bei der Visite empfiehlt mir die Ärztin, die Reha auf sechs Wochen zu verlängern. Mir fällt dazu erst mal gar nichts ein, nur mein Kinn ein bisschen runter.

Drei Wochen habe ich fast geschafft, einer vierten habe ich eh schon zugestimmt, weil mir klar ist, dass ich noch nicht so weit bin, alleine zurecht zu kommen. Aber sechs Wochen, das klingt mir doch verdammt lang. Ich bitte um kurze Bedenkzeit bis Montag.

Dieser Mann mit dem Schädel-Hirn-Trauma begegnet mir im Treppenhaus. Er entschuldigt sich, er wolle mir nicht zu nahe treten, aber diese Ähnlichkeit! Und er wolle mir ja auch nicht auf den Nerv gehen - ist er aber gerade eben dabei..
Nun lädt er mich auf einen Cappuccino ein, draußen in der Stadt, beim Café Konrads. Muss ja nicht heute sein, aber vielleicht morgen, denn er wird übermorgen entlassen. Er will sich mit dem Cappuccino noch mal entschuldigen für seine Ansprache neulich. Normal sei er gar nicht so aufdringlich, aber durch diese Blitze im Hirn…
Also gut, wenn er meint. Dann eben ein Cappuccino beim Konrads. Bis morgen!

*

Heute Nachmittag holt mich Kaja ab, wir fahren nach Urbach in das Krankenhaus, aus dem im Mai der Notarzt zu mir geschickt worden war. Meine Kollegin Saskia hat für mich telefonisch in Erfahrung gebracht, wer dieser Arzt ist, denn ich möchte mich bei ihm unbedingt persönlich bedanken. Erst dachten wir, er wäre aus dem Heimburger Krankenhaus gekommen, aber auf Nachfragen erfuhren wir, er kam aus Urbach.
Nun habe ich verschiedene feinste Schokoladen in Klarsichtfolie verpackt und eine Karte dazu gelegt, das Ganze wollen wir zumindest im Krankenhaus abgeben. Aber ich hoffe, dass ich den Doktor sogar persönlich kennen lernen kann.
Zumindest weiß ich schon mal, dass er Grieche ist –wer sonst sollte für mich solche Anstrengungen unternommen haben, denke ich, bei meinem Griechenland-Fimmel musste es doch so sein.
Nach einer kleinen Wartezeit können Kaja und ich meinem Lebensretter persönlich Danke sagen.

Er erzählt die ganze Geschichte nun noch mal aus seiner Sicht so ausführlich und eindringlich, dass mir ganz schwummerig wird. Vor allem erzählt er es so detailliert, dass man den Eindruck hat, das Ganze wäre gerade eben gestern passiert – dabei ist es ja nun schon fast zwei Monate her.

"Nun ja," sagt er, "so etwas begegnet auch einem Notarzt nicht alle Tage. Das war schon sehr extrem. Ich glaube, ich habe sechsmal Strom gebraucht bis Sie wieder da waren."

Sechsmal. Ich wusste bisher nur von fünfmal, aber das macht ja nun auch nichts.

"Und wieso haben Sie denn nicht irgendwann aufgegeben, das alles hat doch sehr lange gedauert? Ich meine, ich bin Ihnen ja unendlich dankbar, dass Sie nicht locker gelassen haben, aber so üblich ist das doch nicht?"

"Wir hatten nach dem zweiten Defibrillieren schon eine kleine Reaktion und dachten, Sie wären wieder da. Aber sofort waren Sie wieder auf Null. Und dann hatte ich den Ehrgeiz, das noch mal zu schaffen. Mein Ziel war es, Sie lebend ins nächste Krankenhaus zu bringen. Natürlich konnte man nicht wissen, inwieweit Sie irgendwelche Schäden davon getragen haben. Ich habe mich dann im Heimburger Krankenhaus auch noch ein paar Mal erkundigt und es hieß, Sie wären einigermaßen stabil und hätten keine schlimmen Hirnschäden abbekommen. Das fand ich dann richtig toll."

Ich auch, lieber Doc, ich auch.

Meine Beinprobleme sieht auch er als Folge des vielen Stroms, aber auch er meint, das wird mit der Zeit sicher noch besser.

"Sie müssen halt jede Menge Geduld haben, vielleicht bleibt auch ein minimaler Schaden auf Dauer zurück. Doch im Vergleich zum Totsein ist das allemal die bessere Variante."
Allerdings.
Unter seinen guten Wünschen für die Zukunft und unseren nochmaligen Dankesbezeugungen verlassen Kaja und ich ziemlich angerührt die Klinik.

Ich treffe mich nun also mit dem fremden Mann auf einen Cappu im Konrads. Wir sitzen draußen vor dem Café und plaudern durchaus angeregt über unsere beiden Krankheitsgeschichten. Inzwischen finde ich Jonas ganz sympathisch, seine Story ist auch ziemlich spannend, und ich wünsche ihm weiterhin gute Besserung für seine 'matschige Birne', wie er seinen Zustand nennt. Er schlägt noch vor, da er nicht weit von hier wohnt, könnte man ja demnächst mal 'in Freiheit' das Cappu-Trinken wiederholen.
Schauen wir mal, nach meiner Erfahrung legt sich das Interesse an solchen Zufallsbekanntschaften recht schnell, so bald man wieder im Alltag ist.

Mein drittes Reha-Wochenende. Die Tage gehen hier eigentlich relativ schnell herum, weil man ziemlich beschäftigt ist mit all den Therapien. Während meiner Freizeit bekomme ich hin und wieder Besuch. Maxi kommt mit ihrem Hund und überredet mich zu einem Spaziergang im Park. Meine ehemalige Kollegin Frau Schäfer besucht mich und lädt mich zum Eis essen in der Stadt ein. Meine Freundin Peppi kommt extra aus der Ferne und verbringt einen ganzen netten Abend mit mir. Sie hat auch gerade eine Reha wegen Bandscheibenproblemen hinter sich, so

können wir uns prima 'fachmännisch' austauschen. Aber natürlich gibt's auch jede Menge anderer Themen, da wir uns sehr lange nicht gesehen haben.
All diese Treffen und kleinen Ausflüge in die noch Pseudofreiheit strengen mich sehr an, natürlich überwiegt aber die Freude über die Besuche und Ablenkungen.

An den Wochenenden läuft nichts, keine Therapien, nur die Pflichtmahlzeiten. Da zieht sich die Zeit wie Kaugummi, wenn nicht Marc kommt und mich abholt. Bei ihm zu Hause vertreibe ich mir die Zeit mit Waschen, Bügeln, Kochen, sogar seine Fenster putze ich. Letzteres fällt mir allerdings sehr schwer, denn die Kraft in meinen Armen ist einfach futsch. Dazu kommt noch, dass er im 12.Stockwerk wohnt und ich bei offenem Fenster recht ausgiebig mit meiner Höhenangst konfrontiert werde, die durch den ohnehin stets vorhandenen Schwindel noch deutlicher als sonst zum Tragen kommt.

Heute holt Kaja mich wieder ab, wir gehen zusammen zu Marcs Mutter ins Lokal. Kaja möchte was essen – und hat eine Überraschung für mich in petto. Ihre Freundin heiratet demnächst und ich soll eine schöne, lange Hochzeitsrede verfassen, weil Kaja Trauzeugin ist und gerne eine Rede halten möchte.
Sie verkauft mir diese Idee sehr geschickt als Training für mein Hirn und dass mein Psycho doch sicher sehr begeistert davon sein würde. Na, danke.
Aber da mir Reden schreiben früher immer leicht gefallen ist, stimme ich zu und stelle mich dieser Herausforderung. Wollen wir doch mal sehen,

was dabei heraus kommt. Sie gibt mir ein paar Stichpunkte zu Braut, Bräutigam und Familie, daraus soll ich nun was Schönes basteln.
Wieder im 'Heim', mache ich mich gleich an die Arbeit.
Bis auf das Schreiben selbst –der rechte Arm funktioniert noch nicht so ganz- läuft es recht gut, ich staune über mich selbst. Alles schön in Reimform. Beim Durchlesen muss ich selbst an manchen Stellen herzhaft lachen. Na also, geht doch!
Schon am nächsten Tag präsentiere ich meiner Tochter die fertige Rede. Sie ist ziemlich lang geworden, Kaja ist begeistert. Ich auch.

Wir gehen zusammen zum Orthopäden, Kaja muss wegen ihres Sprunggelenks zur Nachuntersuchung und ich begleite sie. Es ist der Arzt, bei dem ich am Abend vor meinem Zusammenbruch noch war. Man hatte auch ihn am nächsten Tag angerufen um zu fragen, ob er mir irgend etwas gespritzt habe, was ich vielleicht nicht vertragen und was dann zu meinem Herzstillstand geführt haben könnte. Er war schrecklich aufgeregt über das, was mir passiert war. Das konnte aber nichts mit ihm zu tun haben, denn er hatte mir nichts gespritzt, hatte mich ja nicht mal krankschreiben dürfen wegen meines Sturkopfs. Einen ziemlichen Schrecken hatte auch er damals bekommen, der Arme.
Nun gehe ich mit zu ihm, damit er sich beruhigen kann, wenn er mich so lebendig vor sich sieht.
Wie von Zauberhand geleitet, spüre ich mich plötzlich die Treppe zu seiner Praxis hoch steigen. Aber hallo, Premiere! Ich halte mich zwar noch fest, aber meine Füße wissen plötzlich wieder den Bewegungsablauf! Das ist doch echt prima. Allerdings sind die Stufen hier auch sehr flach, nicht so hoch wie in der Klinik oder bei mir zu

Hause. Dennoch, ich freue mich über dieses unerwartete Erfolgserlebnis.

Drinnen beim Doc steht die eigentliche Patientin Kaja erst einmal im Hintergrund, denn natürlich will er gleich alles über mich und meine Story wissen. Der Schreck, den er damals bekommen hatte, steht ihm plötzlich wieder ins Gesicht geschrieben. Aber er freut sich, dass alles so gut ausgegangen ist.

Von den Leuten aus 'meiner' Praxis habe ich bisher so gut wie nichts gehört, geschweige denn ein Genesungskärtchen, ein Blümchen oder gar einen Besuch erhalten. Dabei ist die Rehaklinik nur 10 Minuten Fußweg von dort entfernt. Nun ja, die haben eben auch ihren Alltag, ihre Familien und vor allem ihre Arbeit. Durch mein Fehlen nun auch noch mehr Arbeit als sonst. Ein schlechtes Gewissen schleicht sich bei mir ein. Eigentlich ein Luxus in meiner Situation, das ist mir schon klar.
Ich gehe heute hin, besuche die fleißig Arbeitenden und schaue mir den Ort des Geschehens, mein Büro aus der Nähe an. Ob da komische Gefühle hoch kommen?
Ein bisschen schon, aber da ich keinerlei eigene Erinnerung an die Vorgänge an jenem 11.Mai habe, ist es erträglich. Meine Kolleginnen und Chefs sind ziemlich erfreut mich zu sehen. Auch ihnen kann man anmerken, dass sie bei meinem Anblick direkt wieder an damals denken und immer noch leicht geschockt sind. Doch sie sind auch erleichtert, dass ich –vor allem hirnmäßig- alles so gut überstanden habe. Damit hat wohl keiner von ihnen wirklich ernsthaft gerechnet.
Ich lasse mir noch ein paar Einzelheiten aus ihrer Sicht erzählen und bin, wie immer bei solchen Gelegenheiten, wieder mal ziemlich beeindruckt über die Tragik des Ganzen. Die Leute, die dabei waren,

tun mir viel mehr Leid als ich selbst, denn ich habe ja nichts von alledem mitbekommen. Die Ärzte vermuten zwar, dass mit der Zeit einige Erinnerungen –auch an die Wiederbelebung- zurück kommen könnten, aber noch ist davon weit und breit bei mir nichts zu merken. Alles weg. Jetzt habe ich alle ‚meine' Leute wieder gesehen und schiebe ziemlich ermüdet ab in Richtung Reha-Abendessen. Der Fußweg von ein paar Minuten dauert bei mir eine Dreiviertelstunde. Aber ich schaffe ihn.

Wieder folgt eine schlaflose Nacht. Diese Unruhe in den Beinen und die Schmerzen - es ist so als hätte ich einen permanenten starken Muskelkater. Sämtliche Gelenke tun mir auch scheußlich weh, Hände, Arme, Ellenbogen, Schultern. Ein bisschen tu ich mir selbst schon Leid, aber es nützt ja alles nichts. Vielleicht muss ich damit in Zukunft leben, wer weiß. Irgendwie geht es ja –Betonung auf irgendwie.

*

Ich habe eine neue Ergotherapeutin, Frau Henz. Sie ist mir auf Anhieb außerordentlich sympathisch. Kein Wunder, denn wie sich heraus stellt, arbeitet auch sie mit Reiki, und das habe ich ziemlich schnell gespürt. Ich beschäftige mich seit inzwischen 10 Jahren mit dieser alten japanischen Heilmethode, die man als Energiearbeit bezeichnen kann. Manche Menschen meinen, man müsse an so was glauben, damit es wirkt. Das wiederum meine ich nicht, aber ich will auch niemanden zu irgend etwas missionieren, deswegen mache ich Reiki nur bei Leuten, die es von sich aus wirklich haben wollen. Und natürlich auch bei mir selbst.

Nun also Frau Henz, die anscheinend ganzheitliche Medizin wichtig findet und nicht nur auf meine Beinprobleme eingeht sondern auf mich als Ganzes mit all meinen Verspannungen, Schmerzen und Sorgen. Höchst angenehm.
Ihre Yoga-Übungen, die sie mir beibringt, sind allerdings auch nicht ohne! Ich lerne zunächst einmal die Kobra, das Boot, den Vogel und die Heuschrecke.
Am nächsten Tag wird überprüft, ob ich noch was davon kann.
Ich starte meine Versuche, taufe aber die Übungen neu: Aus Kobra wird k.o.-bra, der Vogel wird zur bleiernen Ente und das Boot zum U-Boot. Das trifft das, was ich hier veranstalte, wohl eher. Schallendes Gelächter belohnt meinen Humor und meine Selbstkritik. Keine Ahnung, ob Frau Henz nun die neuen Bezeichnungen übernehmen wird?

In der Freizeit zwischen den einzelnen Therapien mache ich mich nach meinem Erfolg mit der Hochzeitsrede nun daran, ein Buch zu schreiben. Notizbuch, Bleistift, los geht's. Meine rechte Hand funktioniert noch nicht wirklich gut, das Schreiben fällt mir eher schwer und ich erinnere mich daran, dass ich zu Hause eine von mir unterschriebene OP-Einverständniserklärung aus der Niehausener Klinik gefunden habe, auf der ich meine eigene Unterschrift gar nicht entziffern konnte. Wird wohl auch eine Minilähmung im Arm gewesen sein.
Es fällt mir nicht leicht dieses Buch zu beginnen, da alles, was ich hier aufschreibe, die noch nicht wirklich verdauten Erlebnisse der letzten Monate wieder ans Tageslicht bringen. Mein Psycho findet diese Art Selbsttherapie in Ordnung und lobt sogar meine Kreativität, als ich ihm von der gelungenen Hochzeitsrede erzähle. Auch meinen Praxisbesuch findet er erstaunlich, aber absolut okay.

Somit sieht doch alles inzwischen ganz positiv aus. Der Fuß wird langsam auch etwas besser, so dass das Laufen wieder etwas einfacher wird. Die Therapien zeigen weiterhin kleine Erfolge in Bezug auf meine Beine, das Treppensteigen gelingt noch nicht - war wohl ein einmaliges Erfolgserlebnis bei dem Doc neulich-, aber ansonsten fühle ich mich doch schon deutlich besser als noch vor kurzem.

Vier Wochen Reha sind jetzt vorbei und ich habe mich entschieden, auf den Vorschlag der Ärztin einzugehen und die vollen sechs Wochen hier abzuarbeiten. Da ich stetige, wenn auch kleine Fortschritte erlebe, nutze ich das Angebot und bleibe hier, wo alle Therapien auf kurzen Wegen und unter einem Dach zu erreichen sind. Von zu Hause aus muss ich ohnehin noch weitere Krankengymnastik-Termine wahrnehmen, aber da wird das Hinkommen deutlich schwieriger werden.

Am Wochenende bin ich bei Marc. Wir kaufen ein und er kocht uns was. Bei ihm kann ich meine Wäsche waschen, trocknen und bügeln. Er fährt mich zum Blumen gießen und Post holen in meine Wohnung, doch waschen kann ich hier nicht, denn die Waschmaschinen stehen im Keller. Bis ich da jemals wieder die steile Treppe runter und vor allem wieder rauf komme, wird es noch lange dauern, fürchte ich.
Während der Woche gehe ich nun fast täglich zu Traininszwecken durch die Fußgängerzone bis zu Marcs Lokal, natürlich auch, um öfter bei ihm zu sein. Manchmal treffe ich mich dort mit Freunden, genieße das bisschen Freiheit, hole mir auf dem Rückweg zur Belohnung für dieses immer noch anstrengende Unternehmen eine Kugel Eis mit Sahne im Eissalon und laufe Eis schleckender Weise in der Klinik ein.

Mit den anderen 'Insassen' habe ich außerhalb der Klinik keinen Kontakt. Sie gehen abends immer in eine andere Kneipe ganz in der Nähe, doch ich gehe trotz mehrfacher Aufforderungen nicht mit, weil ich weiß, wie eifersüchtig Marc reagieren kann.

Die Nächte sind immer noch schrecklich, ich habe eindeutig zu wenig Schlaf, die Schmerzen quälen mich weiter. Aber ich scheine insgesamt stabiler zu sein, denn ich nehme diese Tatsache jetzt gelassener hin.
Man kann nicht alles haben, ich bin zufrieden mit der bisherigen Besserung. Mag ja sogar sein, dass die Schmerzen nie ganz weggehen werden. Weiß man's? Daran verzweifeln will ich nicht, ich kämpfe weiter – aber nicht mehr dagegen an, sondern ich beziehe sie einfach als dazugehörig in mein jetziges Leben ein. Sollten sie sich irgendwann verabschieden wollen, werde ich sie darin freundlich unterstützen. Bis dahin arrangieren wir uns halt mit einander.

Das Angenehmste an der ganzen Woche sind die Massagen. Der Masseur ist schrecklich nett, sieht nebenbei auch noch außerordentlich gut aus und macht seine Arbeit hervorragend.
Ich lache ihn zwar immer aus, wenn er mich mit: "Da ist ja mein Sonnenschein!" begrüßt, aber er besteht darauf, dass ich ein sonniges Gemüt habe und unglaublich tapfer bin. Auch wenn ich lache und ihn nicht Ernst nehme, gut tut seine lockere Art trotzdem. Die Gespräche mit ihm bauen mich immer ein bisschen auf und nach dem Durchkneten fühle ich mich stets wohler und kräftiger.
Er hat als zweites Standbein eine eigene Massagepraxis, leider nicht direkt hier in der Nähe. Mir fällt ein, dass ich auf dem Weg zu meinem Zahnarzt an jenem Ort vorbeikomme. Vielleicht kann man ja da mal eine

nette kleine Entspannungsmassage mit einem scheußlichen Zahnarzttermin kombinieren?
Werde den Gedanken bei passender Gelegenheit wieder aufgreifen. Wann das jedoch sein wird, steht noch in den Sternen.

Alle meine Physio- und Ergotherapeuten geben sich mit mir wahnsinnige Mühe und ich bewundere ihren Einfallsreichtum. Der Erfolg spricht für sich. Ich fühle mich von Tag zu Tag etwas sicherer auf den Füßen.
Wir üben im Treppenhaus Stufen zu erklimmen, ich lerne die einzelnen Bewegungsabläufe und wie ich meinen Oberkörper einsetzen kann, um den Beinen die Arbeit zu erleichtern.
Zum Ausgleich für derlei Anstrengungen gibt es dann auch Sitzungen, die den Therapeuten den Schweiß ins Gesicht treiben, indem sie isometrische Übungen mit meinen Beinen vornehmen, während ich gemütlich auf dem Rücken liegen darf. Diese Übungen zeigen meiner Meinung nach die größte Wirkung –und zwar nicht, weil sie für mich so bequem sind. Nein, ich habe das Gefühl, dass ich hinterher immer deutlich beweglicher bin und leichtfüßiger durch die Gegend laufe. Falls man den Begriff ‚leichtfüßig' im Zusammenhang mit mir zurzeit überhaupt verwenden kann.
Meine Yoga-Übungen haben sich um Hund, Drehsitz und Brett erweitert, wobei der Drehsitz am elegantesten aussieht, ich aber auch für alle anderen Übungen nun nicht mehr unbedingt meine anfänglichen Spezialnamen verwenden muss.
Ich bin stolz auf meine Therapeuten, dass sie das so mit mir hinbekommen haben.

*

Endlich: Die letzte Reha-Woche liegt vor mir.

Jetzt habe ich fast täglich irgendeine letzte Therapie, eine letzte Sitzung, ein letztes Gespräch.

Der Erste, von dem ich mich verabschiede, ist Herr Jürgens. Ich hätte damals nicht gedacht, dass mir das irgendwann schwer fallen würde. Ist aber so.

Die anfänglichen Startschwierigkeiten hatten sich sehr schnell gelegt und ich hatte mich nach der 'Test-Phase' auf die Gesprächstermine richtig gefreut. Herr Jürgens war immer sehr geduldig und sehr einfühlsam. Kein von mir angesprochenes Thema wurde abgewürgt, es gab kein starres Schema, nach dem er vorging. Ich konnte mit ihm alle möglichen und unmöglichen Kümmernisse und Freuden bereden und in manchen Punkten war seine Stellungnahme durchaus sehr hilfreich.

Ich denke, aus diesen Sitzungen nehme ich eine ganze Menge mit für die Zukunft. Aber nun heißt es erst mal Abschied nehmen.

Wir plaudern noch ein letztes Mal, er versichert mir, dass er ein gutes Gefühl hat, was meine Verarbeitung der vergangenen Monate und mein neues Leben betrifft. Ich spüre zwar schon einen kleinen Kloß im Hals, nicke aber tapfer und hoffe, er möge mit seiner Einschätzung Recht behalten. Dann sagt er mir noch, dass es ihm eine große Freude gewesen sei mich kennen gelernt zu haben und dass ihm unsere Gesprächsstunden großen Spaß gemacht haben. Das bezweifle ich zwar insgeheim ein wenig, aber ich finde es nett von ihm, es so auszudrücken.

Auf Wiedersehen – irgendwo, nur bitte nicht hier!

*

Das letzte Wochenende. Kiara ist mal wieder aus München hierher gekommen. Kleine Stippvisite, bevor sie mit ihrem Matteo in Urlaub fährt, unter anderem zu seinen Eltern in Italien. Wir kaufen kleine Heimburg-Souvenirs in dem Kiosk neben der Reha-Klinik und schreiben eine Grußkarte an die mamma italiana von der mamma tedesca.
Diese und die nächste Nacht darf ich zu Hause verbringen, mit Erlaubnis vom Chefarzt: Alltagserprobung.
Ist das ein komisches Gefühl! Ich habe zwar die Genehmigung, komme mir aber vor als würde ich etwas Verbotenes tun. Hoffentlich legt sich das bald, denn Dienstag werde ich die Klinik für immer verlassen.

Kiara holt mich aus der Klinik ab. Meine Abschiedsrunden habe ich bereits absolviert, wir müssen nur noch kurz ins Schwesternzimmer, bekommen dort den Kurzbericht in die Hand gedrückt, ein letztes Dankeschön, ein letztes Tschüss –und die Reha ist endlich vorbei.
Ich freue mich riesig, denn mein Probe-Wochenende zu Hause hat mir gezeigt, dass ich ganz gut zurecht komme und mir nichts sehnlicher wünsche als endlich wieder daheim zu sein.

*

Nachdem ich meine Koffer ausgeräumt habe, bin ich jetzt voller Tatendrang.
Ich rufe Marc an, ob er mich abholen kann, ich würde gern meine Entlassung in die Freiheit ein bisschen feiern. Aber er hat schon etwas anderes vor, er spielt mit irgendwelchen Jungs Skat. Und morgen? Morgen spielt er auch Skat, mit anderen Jungs.
Aha.

Er wusste doch, wann ich entlassen werde, wieso kann er da nicht mal auf seine Zockerei verzichten?
Da ist es wieder, dieses komische Bauchgefühl. Oh je, ich befinde mich nicht mehr im Kokon der Klinik. Kaum zu Hause, winken gleich erbarmunsglos die unbeliebten Themen.
Mir fällt auf, dass alle meine Bekannten und Freunde, die meine Fortschritte mitverfolgt haben, mir einen guten Erfolg bestätigen.
Nicht so Marc. Er sagt mir ins Gesicht:"Viel gebracht hat die Reha ja nicht. Du gehst immer noch so komisch, kannst immer noch nicht schnell laufen oder rennen."
Abgesehen davon, dass ich total sauer bin über diese Aussage, spüre ich nur eine unendliche Traurigkeit.
Was will der eigentlich? Ich habe so viel geleistet, so viele Anstrengungen auf mich genommen, nie wirklich gejammert oder geklagt. Und ich finde, ich habe einen Riesen-Erfolg zu verzeichnen. Laufen kann ich, Treppen steigen immerhin auch, wenn auch langsam und etwas umständlich. Vor kurzem war ich immerhin noch tot.
Über meine Schmerzen verliere ich kein Wort, das mache ich mit mir alleine ab. Also, was will der?
Eine Ahnung beschleicht mich. Aber ich möchte da jetzt noch nicht hinschauen, ich möchte noch ein bisschen Ruhe.

Diese Ruhe mag sich aber einfach nicht einstellen. Mein Defi hat sich wieder bemerkbar gemacht. Es ist ein absolut unangenehmes Gefühl, wenn er anspringt, so als würde jemand von innen mit der Faust gegen meine linke Seite schlagen. Einmal, zweimal, dreimal. Das war's dann schon. Ich habe mich ziemlich erschreckt und versuche nun, über dieses Ereignis einfach mal hinweg zu sehen. Es entsprach auch nicht dem, was die Ärzte mir über einen 'richtigen' Defi-Einsatz erzählt haben, wie ein fester Faustschlag vor die Brust, bei dem man dann auch umfällt und irgendwann wieder zu sich kommt.
Keine Ahnung, was das war, aber zumindest wohl ein Warnschuss. Hoffentlich wiederholt sich das nicht so bald.

Hier zu Hause komme ich ganz gut voran, nur meine gewohnten Touren zu Marc sind jetzt sehr eingeschränkt. Zum Laufen ist es eindeutig zu weit, mir wird auch ständig schwindelig, so dass ich mir den Weg in die Stadt wirklich nicht zutraue. Er wertet mein Nichterscheinen als Nichterscheinen-Wollen, vermutet, ich habe 'was Besseres' zu tun. Seine eifersüchtige Art ist nicht wirklich gut zu ertragen. Dass ich den weiten Weg zu Fuß nicht schaffe und tägliche Taxifahrten meinem ohnehin durch das Krankengeld geschrumpften Konto nicht gut tun, lässt er nicht wirklich als Argument gelten.
Ab und zu bringt er mir seine Hündin her zur Unterhaltung, aber ich habe das Gefühl, dass es mehr seiner Unterhaltung dient. Wenn sie hier bei mir ist, kann er nach seinem Feierabend noch mit anderen Leuten durch die Gegend ziehen -und tut das auch. Es bleibt nicht nur beim Skatabend, man macht noch einen Zug durch die Gemeinde, ab und zu mal ins Casino, auch in einschlägige Tanzlokale und Discos.
Ich verstehe eigentlich gar nichts mehr. Oder doch?

Ich fühle mich abserviert, nicht zu gebrauchen, lästig.
Und ich fühle mich irgendwie ausgenutzt, soll aber Verständnis haben dafür, dass Marc immer total k.o. ist -also zumindest immer dann, wenn er mit mir zusammen ist.

*

Heute muss ich nach Niehausen zur Nachuntersuchung. Mein Defi ist inzwischen viermal angesprungen – er verträgt wohl meine Stimmungslage überhaupt nicht? Ich habe leichte Bedenken, was die Ärzte dazu sagen werden. Ist viermal oft? Oder liegt es noch im grünen Bereich? Scheußlich ist es allemal, ich bekomme jedes Mal einen Riesenschreck, kenne es aber inzwischen schon ein bisschen und beruhige mich schnell wieder.
Werner und Romy, die beiden zuverlässigen Helfer, fahren mich hin. Mich erwartet nichts Schönes. Die Ärzte erkennen anhand der Auswertungen, dass mein Defi nicht nur vier- sondern mehr als zwanzigmal angesprungen ist und sind wenig begeistert, dafür sehr ratlos, was nun geschehen soll. So lassen kann man das nicht. Der Defi muss umprogrammiert werden.
"Sie müssen morgen früh nüchtern hier erscheinen, wir müssen Sie noch mal in Narkose legen, um auszuprobieren, ob der Defi nach der Umstellung auch richtig funktioniert. Das heißt, wir müssen Sie noch mal ins Kammerflimmern versetzen und schauen, ob er dann anspringt."
Noch mal ins Kammerflimmern. Also eigentlich noch mal ins Jenseits oder zumindest an die Grenze dorthin, denn der Defi wird ja dann hoffentlich das Schlimmste verhindern. Und wenn nicht er, dann die Ärzte mit ihren 'Bügeleisen', also dem normalen Defibrillator.

Och Mensch, das will ich alles nicht. Ich habe doch nun wirklich genug hinter mir. Kann denn nicht mal was einfach gut gehen?
Aber so Leid ich dem Doktor auch tue, er kann es mir nicht ersparen, meint er.
Äußerst geknickt und entmutigt geht es wieder Richtung Heimat. Romy und Werner sind auch entsetzt und voll des Mitleids und laden mich ein, noch mit in Marcs Lokal zu kommen.
Es geht mir überhaupt nicht gut, am liebsten würde ich die ganzen letzten Monate und alle meine Entscheidungen auf einen Schlag rückgängig machen. Die können mir morgen gleich den Defi wieder raus nehmen. Das ist doch kein Leben so!
Marc wirkt auch ein bisschen betroffen, schimpft aber mehr über 'falsche Klinik und falsche Ärzte'. Das sehe ich überhaupt nicht so, ich bin dort genau richtig. Wo ist denn plötzlich Marcs Fürsorglichkeit der ersten Wochen hin? Wenig tröstende Worte für mich, kein Angebot, mich in die Klinik zu begleiten, obschon das eigentlich ginge, da er seinen Dienst im Lokal erst abends antritt. Eigentlich gibt mir das zu denken, doch dafür ist mal wieder genau der schlechteste Zeitpunkt, denn ich muss mich ja nun mental auf den Eingriff morgen einstellen und meine ganzen Ängste in den Griff bekommen.

Ich lasse mich früh morgens von meiner Freundin Angela nach Niehausen fahren und habe wieder dieses Schlachtbankgefühl. Wieder stationär, wieder ein Klinikzimmer, wieder das Warten auf eine Art OP oder zumindest auf eine Narkose.
Mittags bin ich dran. Im Unterschied zu vor drei Monaten werde ich nicht mit dem Bett vor den OP gefahren sondern darf eigenständig und zu

Fuß den Weg dorthin finden. Hier sitze ich nun mit meiner Akte und muss noch ein bisschen warten, der Arzt kommt gleich.
Ich habe es gar nicht eilig, der soll sich nur Zeit lassen.

Die Tür geht auf, eine mir bereits bekannte OP-Schwester steckt den Kopf heraus. Ich will schon aufstehen, da höre ich sie sagen: "Frau Dorencke, hallo, grüß Sie. Sie sollen noch mal hoch zum Oberarzt, der will Sie noch mal sprechen. Nehmen Sie Ihre Akte mit. Sie wissen ja, wo sein Zimmer ist."
Ah, Galgenfrist. So nehme ich meine Wanderung durch die Klinikflure wieder auf und suche und finde Dr. Spieker. Was gibt's denn noch zu besprechen?
"Wegen Ihnen hatte ich eine schlaflose Nacht!" beginnt er das Gespräch.
So, hatte er, und deswegen ist er jetzt zu müde für den Eingriff –oder was?
"Mir gefällt der Gedanke an eine Umstellung des Defis nicht."
Ja, lieber Doktor, mir gefiel der schon gestern nicht.
"Ich habe einen Fachmann aus der Firma, die diese Defis herstellt hierher beordert, der soll sich das Ganze noch mal anschauen und dann entscheiden wir, wie wir weiter vorgehen."
Der Fachmann kommt herein, wieder wird per Computer alles abgefragt, was der Defi so an meinem Herzen für Unregelmäßigkeiten festgestellt hat und weswegen er so oft angesprungen ist.
Langsam wird es mir schlecht. Es ist irrsinnig heiß draußen und entsprechend stickig hier im Raum, ich habe seit gestern Abend nichts mehr gegessen und heute früh nur einen kleinen Schluck Wasser

getrunken. Mein Kreislauf macht langsam aber sicher schlapp, merke ich.

Der Fachmann ist lange mit meinen Werten beschäftigt. Doch das Warten hat sich gelohnt. Er und der Oberarzt entscheiden sich gegen eine Umstellung des Defis. Wenn ich damit leben kann, dass er ab und zu mal anspringt, ohne dass wirkliche Gefahr für mich besteht, dann lässt man alles so wie es ist. Mein EKG zeigt wohl eine ganz bestimmte kleine Zacke, die für mich persönlich völlig normal ist, die der Defi aber -aufmerksam wie er nun mal ist- schon als nicht normal erkennt und in Alarmbereitschaft geht. Manchmal entscheidet er sich dann für's Stillhalten, manchmal springt er aber auch an und rüttelt mich ein bisschen durch.

Gut, wenn das so ist, kann ich damit durchaus leben.

Dr. Spieker sieht zwar noch ein bisschen so aus als habe er Zahnschmerzen, doch er traut mir wohl zu, dass ich im Falle eines Falles nicht ausraste.

Er erwähnt auch einen so genannten Patienten-Magnet, den er mir eventuell mitgeben würde, wenn mir das ständige Anspringen des Defis zu viel wird. Man kann sich den Magneten dann auf den Defi legen und diesen damit einsatzunfähig machen, um eine Zeitlang Ruhe zu haben. Nimmt man ihn wieder runter, dann funktioniert der Defi genau wie vorher.

Klingt mir etwas merkwürdig, und ich sage meinem netten Oberarzt, ich schau mir das noch eine Weile an, und wenn es nicht besser wird, dann komme ich noch mal auf das Thema Magnet zurück.

Er empfiehlt mir mich vorsichtig zu verhalten, zum Beispiel niemals alleine zu baden, weder in der heimischen Badewanne noch im Schwimmbad. Letzteres kommt für mich zurzeit ohnehin noch nicht in

Frage, so wackelig wie ich mich fühle, würde ich mich den meist sehr glatten Fliesen dort noch nicht aussetzen wollen. Aber zu Hause so ein schönes entspannendes Wannenbad -welche Aufsicht soll ich mir denn da herbeizaubern? Ich lebe alleine. Soll ich meinen Nachbarn zu einem Bade-Sitting herüber bitten?

Doch Dr. Spieker rät mir dringend, bloß nicht alleine ins Wasser zu gehen, wenn der Defi dann mal anspringen würde, wäre das eventuell katastrophal, ich könnte sogar ertrinken.

Mensch, der macht mir ja richtig Angst, hoffentlich kann ich diese Warnungen irgendwann einmal in eine passende Schublade stecken und im Alltag ignorieren, denn so gesehen könnte ich doch ständig Angst haben, dass mir irgend etwas passiert.

Er nimmt mir noch das Versprechen ab, mich sofort zu melden, wenn mir was eigenartig vorkommt, dann darf ich gehen.

Ich bin so erleichtert, dass ich fröhlich pfeifend meine kleine Tasche packe, den verblüfften Schwestern im Schwesternzimmer kurz zuwinke und mich 'bis zum nächsten Mal' verabschiede. Kleiner Umweg über die Cafeteria, in der ich in Rekordtempo eine Flasche Wasser runterkippe, ich bin kurz vor'm Austrocknen. Dann lasse ich mich von Angela wieder abholen.

Welch eine Tortur. Ich bin total geschafft.

Meinen Defi begrüße ich von nun an morgens im Bad vor dem Spiegel mit einem kleinen, hoffentlich besänftigenden Liedchen. Da er von der Firma St. Jude Medical stammt, habe ich ihn "Jude" getauft und trällere einschmeichelnd allmorgendlich den alten Beatles-Song:"Hey Jude, don't make it bad!" Mach' es bitte nicht schlecht, nicht noch schlimmer als es ohnehin schon ist, sei friedlich, bitte.

Meine erste Krankengymnastik außerhalb der Klinik ist erfreulich gut abgelaufen. Auch hier arbeitet man mit isometrischen Übungen, auch hier fühle ich mich gut aufgehoben. Nur der Weg hierher fällt mir sehr schwer. Doch das wird sich ja mit der Zeit auch noch bessern, hoffe ich.

In meinen langen schlaflosen Nächten -die Schmerzen lassen mir noch immer keine Ruhe- und in den langen Stunden des Tages kommt mir immer wieder mal Frederick in den Sinn. Ich würde ihn gerne mal anrufen, hätte große Lust auf ein intelligentes Gespräch mit ein bisschen Aufmunterung und Lachen. Auch würde ich gerne wissen, wie es ihm so geht. Aber er hat mir zu Beginn meiner Reha am Telefon gesagt, er braucht jetzt Abstand und wünscht eine Zeitlang gar keinen Kontakt, weil er sich nun endlich in seinem neuen Leben ohne mich einrichten muss. Verständlich. Ich bin ja die Böse, da kann ich jetzt nicht so tun als wäre nichts gewesen. Es ist ohnehin bewundernswert, wie er die ganze Geschichte ohne größere Szenen bewältigt hat.

*

Marcs Vater liegt im Krankenhaus mit einem Schlaganfall. Auch das noch! Nun ist Marc völlig aus der Reihe. Es ist wohl nichts Schlimmes, nur leichte Sprachstörungen, keine Lähmung, keine sonstigen Beschwerden. Aber es müssen noch einige Untersuchungen gemacht werden.
Herbert langweilt sich und möchte, dass wir ihn besuchen. Ich soll auch mit. Wieso eigentlich? Wer von denen hat mich denn besucht geschweige mir ein Blümchen oder eine Tafel Schokolade als Genesungsgruß in die Reha gebracht? Nicht mal zum Geburtstag

haben sie mir was geschenkt, auch Marc übrigens nicht. Jetzt ist die ganze Familie außer Rand und Band und überschlägt sich fast.

Egal, ich mag Herbert gerne, ihm zu Liebe fahre ich mit und setze mich mitsamt meinem Schwindel der Hitze draußen aus.

Es scheint ihm ganz gut zu gehen, er will sogar einen Spaziergang machen. Ich quäle mich mit dem bergauf laufen und der Hitze ziemlich ab, ihm macht das alles wohl nichts aus.

Da hat er echt Glück gehabt, aber ein Warnschuss war das auch für ihn.

Marc ist mal wieder zum Skat spielen mit seinen Jungs, wie immer an seinem freien Tag. Ich gehe ins Lokal, um seiner Schwägerin die neuen Speise- und Getränkekarten zu bringen, die ich in ihrem Auftrag am PC in ziemlich mühsamer Arbeit angefertigt habe. Wer sitzt da am Tresen? Marc. Angeblich ist die Skatrunde schon beendet.

Das glaube ich ihm nicht, ich vermute, es war nur eine Ausrede, um den Tag und Abend nicht mit mir verbringen zu müssen.

Als ich ihn darauf anspreche bekomme ich die Antwort, die ich wahrscheinlich in meinem ganzen Leben nicht vergessen werde:

"Ich bin nur noch von Krüppeln umgeben. Mein Vater ist ein Krüppel. Und du bist auch ein Krüppel und eine tickende Zeitbombe."

Da mir klar ist, dass ich diese Zeitbombe nicht entschärfen kann, entferne ich sie umgehend.

Den letzten Heimweg von Marc weg zu mir nach Hause lege ich mühsam zu Fuß und tränenüberströmt zurück. Zu Hause angekommen, sind die Tränen aufgebraucht, in meinem Kopf ist ein Vakuum und meine Seele leidet stumm.

Ich fühle mich völlig lädiert, bin entsetzt, aber mehr über mich und meine Dummheit, alle bisherigen Zeichen geflissentlich übersehen zu haben.
Doch ich weiß, ich werde auch das hier überstehen.
Nur wie, das weiß ich noch nicht.

*

Die Tage ziehen sich in unangenehme Länge, der Fernseher ist mal wieder mein bester Freund.
Ich versuche meinen Haushalt ein bisschen auf Vordermann zu bringen. Das fällt mir schwer, weil sich zu den bekannten Schmerzen in den Beinen nun mit der Zeit immer stärker zunehmende üble Gelenk- und Muskelschmerzen in Händen und Armen gesellt haben, eventuell eine Nebenwirkung der Medikamente, die ich einnehmen muss.
Da ich nun aus verständlichen Gründen meine Wäsche nicht mehr bei Marc waschen kann, muss ich mir was einfallen lassen, wie ich diese steile Kellertreppe herunter kommen könnte. Vor allem auch noch bewaffnet mit einem Wäschekorb! Nora hat mir zwar angeboten, immer mal was für mich mit zu waschen -das hatte ich in meiner Zeit vor der Reha auch einige Male in Anspruch genommen- doch eine Dauerlösung ist das nicht. So lieb ich die Hilfsangebote von meinen Leuten finde, so sehr möchte ich sie nicht annehmen. Ich will autark sein, alles andere ist für mich nicht akzeptabel.
Not macht erfinderisch. Die Sache mit dem Wäschekorb ist nicht durchführbar, das sehe ich schnell ein. Ich muss mich mit der rechten Hand gut festhalten können und kann den linken Arm noch nicht richtig belasten, schon gar nicht mit einem sperrigen Korb.

Also stecke ich meine Schmutzwäsche in einen Kopfkissenbezug, werfe mir diesen über die Schulter und mache mich vorsichtig auf den Weg in den Keller.

Die letzte lange und sehr steile Treppe macht mir ein bisschen Angst, ein Schwindelgefühl lässt mich kurz innehalten.

Muss ich wirklich gerade heute waschen?

Ja, meine Liebe, es wird jetzt nicht aufgegeben. Wenn du heute vor der Treppe zurück schreckst, kannst du eine wunderhübsche Macke entwickeln und wirst auch in Zukunft immer an diesem Punkt stecken bleiben. Also, nimm dich zusammen und tapper Schrittchen für Schrittchen los!

Unten angekommen fühle ich mich sehr erleichtert und über die Maßen stolz.

Der Rückweg treppauf geht zwar beschwerlich, aber im Prinzip besser als ich vorher dachte.

Da die gewaschene Wäsche ja zum Trocknen wieder hier hoch muss, mache ich die Übung 'Kellertreppe' nach einer Stunde ein zweites Mal – diesmal bereits mit weniger Ängsten und ein kleines bisschen sicherer.

Wieder ein Teilerfolg und ein weiterer Schritt in die Selbstständigkeit.

*

Wenn ich mich schon zu den Krankengymnastik-Terminen aus dem Haus bewegen und in die Stadt laufen muss, verbinde ich das gleich mit einem Besuch beim Griechen. Ein Cappuccino oder zwei, hier und da auch mal ein Bierchen als spätere Einschlafhilfe, das habe ich mir wahrlich verdient. Zu Hause ist es oft sehr langweilig, weil ich halt noch nicht so viel machen kann. Da kommt mir ein bisschen Abwechslung gerade Recht. Ohne den Zwang der KG-Termine wage ich mich wegen des starken Schwindels kaum mal alleine auf die Straße. Also wird nun immer das Notwendige mit dem Angenehmen gekoppelt.

Zu Hause versuche ich mich ab und zu ein wenig in Selbstanalyse und betrachte mein Leben der letzten zehn Jahre. Darin steckt so Einiges an explosivem Potenzial.

Innerhalb von 18 Monaten hatte ich damals erst den Vater und dann die Mutter beerdigen müssen, genau in dieser Zeit fiel mein Bruder mit einer Massenhirnblutung ins Koma und sitzt seitdem im Rollstuhl. Ich hatte die seit mehr als fünfzig Jahren von meinen Eltern bewohnte, sehr große, sich über zwei Etagen erstreckende Altbauwohnung auszuräumen. Dabei habe ich praktisch meine gesamte Kindheit und Jugendzeit noch einmal durchlebt, meine Eltern in jedem Detail wiedergefunden, Unmengen von Fotoalben und unsortierten Fotos in der Hand gehabt, und jeder noch so kleine Gegenstand rief irgendwelche -nicht nur positive- Erinnerungen wach. Diese Wohnungsauflösung hat nicht nur psychisch sondern auch körperlich viel Kraft gekostet. Am Ende dieses Gewaltaktes wurde ich erst mal richtig schön krank.

Doch beim Räumen der elterlichen Wohnung wurde mir Stück für Stück immer klarer, dass ich bei mir -und in mir- auch endlich aufräumen musste. Die Ehe mit Kai war eigentlich schon seit langer Zeit nur noch eine Farce. Weder er noch ich waren zufrieden, geschweige denn glücklich. Die Kinder waren jetzt erwachsen, die würden eine endgültige Trennung der Eltern nun wohl verkraften.

Kiara lebte ohnehin schon seit einigen Jahren in München. Kaja wohnte zwar noch bei uns im Haus, würde aber sicher demnächst nach dem Abitur auch ihrer eigenen Wege gehen.
Die K-Familie löste sich langsam aber sicher von einander.

Als zwei Wochen nach dem Tod meiner Mutter auch noch unser Berner Sennenhund starb, hatte sich der für mich letzte Grund noch auszuharren erledigt (den Hund hätte ich in eine kleine eigene Wohnung nicht mitnehmen können, und bei Kai hätte ich ihn nicht lassen wollen). Also machte ich mich an die nächste Räumaktion und packte meine Sachen. Ich suchte mir eine Wohnung und verließ das von mir ohnehin seit dem Einzug ungeliebte Haus.
Natürlich hat die Trennung von Kai und vor allem die dann folgende höchst unschöne Scheidungszeit weitere Wunden hinterlassen. Ich habe diesen Schritt letztendlich jedoch nie bereut. Vielleicht hätten wir uns schon ein paar Jahre früher trennen sollen, dann hätten wir uns sicher ein paar unnötige Schmerzen erspart.
In Kais Leben trat dann Paula, in mein Leben Frederick.
Mit ihm, dem Musiker, konnte ich meine künstlerische Ader zum Vorschein kommen lassen. Neben meinem recht trockenen Schreibjob in der Arztpraxis hatte ich jetzt an Wochenenden Auftritte mit Frederick, er am Klavier, ich am Mikrofon. Unser Programm kam beim Publikum sehr gut an, so dass nach fast jedem Auftritt Folgetermine vereinbart wurden. Das hat mir sehr viel Spaß gemacht, zumal es für mich keine große Anstrengung bedeutete, mich vor egal wie viele Menschen zu stellen und drauf los zu singen. Ich war eigentlich voll in meinem Element, kein Lampenfieber, nur große Lust auf mehr.
Die Beziehung zu Frederick war sehr harmonisch, sehr liebevoll.

Er war nicht gerade der gesellige Typ wie ich, eher zurückgezogen und ohne größere zwischenmenschliche Kontakte. Doch da jeder von uns seine eigene Wohnung hatte, konnte ich während der Woche meinen Bedarf an Kommunikation mit Freunden stillen, während Frederick und ich die Wochenenden zu zweit und oft auch mit Kaja und ihrem damaligen Freund Silvio zubrachten. Eine schöne Zeit war das über sieben lange Jahre.

Voriges Jahr bekam ich dann meinen Bandscheibenvorfall. Mir ging es über Monate so schlecht, dass ich mit der Zeit richtig mürbe wurde. Irrsinnige Schmerzen Tag und Nacht, Lähmungserscheinungen im linken Bein, ich konnte weder sitzen noch stehen oder laufen. Nur im Liegen in einer bestimmten Position mit hochgelegten, angewinkelten Beinen war ich einigermaßen schmerzfrei. Es war schrecklich, ich wurde immer unzufriedener und stellte Alles und Jedes in Frage.
Der Neurochirurg, der trotz der Heftigkeit des Bandscheibenvorfalls nicht operieren wollte, hat es letztendlich tatsächlich geschafft, mich mit einer konservativen Behandlung wieder einigermaßen herzustellen. In der anschließenden Reha wurde ich zusehends beweglicher, stellte aber im Rahmen der dortigen psychologischen Betreuung weiterhin und noch ausgiebiger mein derzeitiges Leben in Frage.
Veränderung stand auf dem Plan.
In diese Zeit fiel das Kennenlernen von Marc. Vor lauter Euphorie über meine wiedererlangte Gesundheit und in Anbetracht der guten Ratschläge der Psychologin, mein Leben richtig zu genießen und ruhig auch mal unvernünftig zu sein, habe ich meinen Verstand zu jener Zeit wohl völlig ausgeschaltet und mich nur von meinem Gefühl leiten

lassen. Da ist noch mehr im Leben, das war doch noch nicht alles. Schau hin, nimm's mit.

Und dann hat es mich mitgenommen. Liebe macht blind -und vielleicht auch ein bisschen dumm. Doch auch diese letzte Erfahrung tut mir nicht Leid, denn es waren ehrliche Gefühle im Spiel - nur leider war der Adressat völlig ungeeignet, was man wiederum nicht ihm zum Vorwurf machen kann sondern nur mir selbst und meinem trotzigen lange Zeit Nicht-hinsehen-wollen.

Auch diese Episode gehört zu meinem Leben, ich leide jetzt zwar ein bisschen, nehme den Lernfaktor aber an.

*

Was mich im Moment sehr beschäftigt, ist die Tatsache, dass mein Defi sich fast täglich meldet und zwar an manchen Tagen vier bis fünf Mal. Das ist dann doch scheußlicher als ich dachte. Ich will aber noch nicht aufgeben und in Niehausen anrufen, wer weiß, was die dann wieder für Ideen haben. Nein, ich will durchhalten, denn in ein paar Wochen feiert Kiara ihren 30. Geburtstag in München, da möchte ich unbedingt dabei sein. Kaja würde mich mit dem Auto mitnehmen, falls mein Defi seine Spinnereien bis dahin aufgibt. Also bespreche ich jeden Abend mit meinem Bodyguard meine Pläne und was er dazu beitragen könnte. Bis jetzt zeigt er sich davon nicht beeindruckt, rüttelt mich nach wie vor immer mal durch. Der Kerl ist fast so stur wie seine Besitzerin, denke ich, aber auch nur fast. Wetten, ich werde Sieger sein!

Ein Anruf von Frederick platzt in meine mehr oder weniger beschauliche Abgeschiedenheit. Er hat ein Problem und braucht meine Hilfe, wenn ich denn dazu bereit wäre, ihm zu helfen, obwohl wir ja nicht mehr zusammen sind.
Was für eine Frage! Natürlich helfe ich ihm, wenn ich kann. Freunde sind wir doch immer noch. Irgendwie jedenfalls.
Er kommt hierher zu mir und wir besprechen lange und ausführlich sein Anliegen. Danach rauchen uns beiden die Köpfe und wir gehen ein Stück spazieren und landen in der Stadt, wo wir gleich noch ein kleines Essen anhängen. Es ist, wie früher, sehr vertraut und auch lustig mit ihm. Mir haben diese Flachsereien und Wortspielereien richtig gefehlt, fällt mir auf, und ich genieße das unbeschwerte Zusammensein mit ihm sehr. Er ist total rücksichtsvoll, aufmerksam, lieb und einfach nur nett.
Tja.

Obwohl weder der Defi noch die Schmerzen ihr Verhalten in irgendeiner Form verändern, plane ich mit Kaja die Fahrt nach München. Wir werden ohnehin nur kurz dort bleiben und ob ich meine Zipperlein nun hier oder dort habe, das bleibt sich doch gleich. Ärzte und Kliniken für den absoluten Notfall gibt es dort mehr als hier.
In München habe ich zumindest zusätzlich Spaß und sehe alle die Leute wieder, die ich dort kenne, kann meiner Großen an ihrem 'schweren Tag' zur Seite stehen und mit ihr auf das Leben als Ex-Twen anstoßen.

In München angekommen, stellt mein Defi sein ständiges Sichbemerkbar-machen urplötzlich ein. Bis mir das bewusst wird, sind schon fast zwei Tage vergangen. Aber es stimmt, kein Durchrütteln mehr. Vielleicht sollte ich umziehen hierher? Erstaunlich finde ich das schon.
Die Geburtstagsparty ist unglaublich schön und ich genieße alles in vollen Zügen.
Wenn ich wieder zu Hause bin, beginnt bald die Zeit der Wiedereingliederung in den Job. Ohne die ständigen Defi-Attacken ist auch das jetzt für mich durchaus vorstellbar.
München hat heilende Wirkung - oder ist es einfach die unbändige Lebensfreude, die ich hier so deutlich empfinde?

*

Gut vier Monate nach meinem Herztod beginne ich mit der Wiedereingliederung. Manche halten es für verfrüht, doch erstens möchte ich wieder 'dazu gehören' und zweitens drückt mich meine finanzielle Situation in die möglichst baldige Vollzeitarbeit.
Meine Chefs haben mir ein Homeoffice eingerichtet, so dass ich nicht den für mich immer noch beschwerlichen Weg in die Praxis auf mich nehmen muss sondern von zu Hause aus meine Arbeit erledigen kann. Ich beginne mit 3 Stunden pro Tag, allerdings erhöhe ich bereits nach drei Tagen auf 4 und nach einer weiteren Woche auf 5 Stunden. Es ist anstrengend, macht mir aber auch viel Spaß. Endlich habe ich etwas Sinnvolles zu tun, kann durch mein Homeoffice sogar auch spät abends die Befunde schreiben, wenn ich nicht schlafen kann und die Schmerzen mich wieder mal an den Rand des Wahnsinns treiben. Die Arbeit lenkt mich ab.

Der telefonische Kontakt zu den Kolleginnen, der sich immer mal wieder ergibt, tut mir gut. Ich bin wieder 'an Bord'.

Nach anfänglichen technischen Schwierigkeiten läuft die Verbindung inzwischen ziemlich problemlos und von der Schnelligkeit der Fertigstellung der Befunde ist es gerade so als würde ich vor Ort in der Praxis sitzen. Das dürfte dann auch den Chefs gefallen, somit wären wir doch alle zufrieden.

So gut es mir gefällt, wieder zumindest stundenweise etwas Sinnvolles tun zu können -die täglichen Fernsehsendungen kann ich inzwischen in korrekter Reihenfolge aufsagen und deren Inhalt im Prinzip auch, ist eh immer dasselbe-, so schwer fällt mir jedoch auch das frühe Aufstehen morgens. Meine sämtlichen Gelenke und Muskeln brauchen eine halbe Ewigkeit bis sie einigermaßen funktionieren. Die ersten zwei Stunden des Tages sind von schlimmen Schmerzen geprägt, aber danach läuft's ganz gut. Zumindest so lange ich mich nicht für ein Weilchen ausruhe, denn nach jeder Ruhepause, die länger als zehn Minuten dauert, gehen die Schmerzen von vorne los, wenn auch nicht so lang anhaltend wie morgens. Oft heule ich vor Schmerzen und Mutlosigkeit - gut, dass mich hier niemand sieht.

Mein Fußboden sehnt sich auch mal wieder nach einem Staubsauger. Da ich mich immer noch nicht bücken oder in die Hocke gehen kann, bleibt so Einiges, was herunter gefallen ist, auf dem Boden liegen. Doch mit der Zeit sieht man das alles ziemlich gelassen. Die Kraft in meinen Händen ist auch noch nicht wieder so wie früher, also spare ich mir die ohnehin anstrengenden Staubsaugeraktionen so lange wie möglich auf.

Schließlich muss man bei mir ja nicht vom Boden essen, ich bin im Besitz von Tisch und Geschirr.
Mir fällt täglich anhand verschiedenster Aktivitäten auf, was ich früher mit links, also ganz nebenbei gemacht habe und was heute entweder noch gar nicht klappt oder mir ein irrsinniges Ausmaß an Anstrengung abverlangt, wie zum Beispiel Betten beziehen oder Küchenschränke abwaschen.

An manchen Tagen könnte ich schon fast verzweifeln, da sehe ich mich für den Rest meines gerade erst neu begonnenen Lebens von Schmerzen geplagt, bewegungseingeschränkt und für normale Aktivitäten nicht alltagstauglich in meiner kleinen Wohnung dahin vegetieren. Den Strickstrumpf in der Hand werde ich mir einen Heimatfilm nach dem anderen im Fernsehen anschauen und darauf warten, dass meine Töchter an den obligatorischen Sonntagsanruf denken. Hin und wieder wird eine Freundin vorbei schauen, aber auch das wird sich mit der Zeit legen, wenn man zu nichts mehr zu gebrauchen und das Hauptgesprächsthema Krankheit und Leiden ist.
Diese Zukunftsvisionen sind der reine Horror!
Aber es liegt mir eigentlich nicht, mich in Selbstmitleid zu ergehen. Das ist zu luxuriös, die Zeit und Energie kann ich besser für mich nutzen.
Ich werde einfach so weiter machen wie bisher, mich nicht unterkriegen lassen, positiv denken und jede auch noch so kleine Besserung nicht unbemerkt lassen. Frei nach dem Motto: Ein kleiner Schritt für den gesunden Menschen – ein großer Schritt für mich. Es liegt wohl in der Natur des Menschen, die Kleinigkeiten gar nicht zu sehen oder zumindest nicht gebührend zu würdigen, nur immer zu kritisieren, was

denn alles noch nicht möglich ist anstatt sich darüber zu freuen, was doch alles schon ganz gut klappt.

Beim Gedanken an die ersten Wochen im Krankenhaus spüre ich jedes Mal eine tiefe Dankbarkeit, dass ich heute körperlich und geistig immerhin schon so fit bin.

*

Ende Oktober, der nächste Kontrolltermin in Niehausen steht an. Ich lasse mich überraschen, was die Auswertung dieses Mal ergibt. Seit München habe zumindest ich nichts mehr von meinem implantierten 'Lebensgefährten' gespürt. Aber im August hatten die Ärzte ja auch deutlich häufigere Episoden gesehen als ich selbst bemerkt hatte. Es bleibt also spannend.

Nein, oh Wunder, alle sind aufs Höchste zufrieden. Keine weiteren Vorkommnisse, Defi und Besitzerin haben sich auf einander eingepegelt und kommen bestens zurecht.

Ich nutze die gute Laune des Oberarztes schamlos aus:"Na, dann spricht ja wohl auch nichts mehr dagegen, dass ich wieder ein bisschen Auto fahre, wenigstens zum Einkaufen und solche kurzen Wege. Das würde mir so Einiges erleichtern!"

Er windet sich ein bisschen, sagt, dass er davon gar nichts hören will. Iich werte das als unausgesprochene Zustimmung. Ist doch klar, dass er es mir nicht explizit erlauben kann, wenn dann was passieren würde, könnte man ihn eventuell dafür verantwortlich machen. Ich will ja auch nur anhand seiner Reaktion sehen, ob es jetzt nach einem halben Jahr wieder möglich wäre, wenn ich mir es selbst zutraue.

Eine Woche später. Mein guter alter 'Floppi', ein 17 Jahre alter 2er Golf, hat Dank Silvios Hilfe eine funkelnagelneue TÜV- und ASU-Plakette und wir beide haben gleich den ersten größeren Einkauf gestartet. Ist das ein herrliches Gefühl! Ich kann wieder größere Mengen Wasser, Milch und Saft auf einen Schlag kaufen und dann in kleinen Mengen in die Wohnung tragen. Floppi ist ein sehr geduldiger Vorratsschrank.

Endlich hat es ein Ende, dass ich jedes Mal wegen einer einzelnen oder maximal zwei Wasserflaschen an die Tanke laufen muss -denn mehr kann ich vom Gewicht her nicht über eine längere Strecke tragen.

Das Fahren selbst klappt prima, wir beiden Alten sind ein eingespieltes Team und ich genieße es, den für mich erreichbaren Umgebungsradius um ein paar Kilometer erweitern zu können.

Das Leben kann schön sein.

Kaja und Silvio sind zwar schon seit geraumer Zeit kein Paar mehr, hatten sich aber damals gemeinsam einen Hund angeschafft, für den sie auch heute noch mehr oder weniger beide sorgen. Kaja ist zurzeit mit ihrem Staatsexamen voll beschäftigt, so dass sie für den Hund kaum noch Zeit hat. Da ich ja nun von zu Hause aus arbeite, bringt Silvio mir meinen 'Enkelhund' zweimal in der Woche her. Somit ist Mac nicht stundenlang alleine in Silvios Wohnung -und ich habe ein bisschen Abwechslung. Mac fühlt sich hier wohl und wir beide verstehen uns bestens. Er ist der absolute Kampfschmuser und lässt sich stundenlang mit wachsender Begeisterung kraulen und streicheln. Ich genieße seine Wärme und spüre, wie meine Verspannungen und Schmerzen nachlassen, wenn er neben mir auf der Couch liegt und sich eng an meinen Rücken anschmiegt. Das wirkt besser als jedes Heizkissen!

Am 1. Dezember steige ich mit voller Arbeitszeit im Job ein. Das ist eine deutlich höhere Belastung als die Wiedereingliederung, ich schaffe es zwar, bin aber danach meistens sehr erschöpft. Allerdings habe ich auch schon wieder viel zu hohe Ansprüche an mich selbst, will wieder alles tausendprozentig machen –wohl wissend, dass es das überhaupt nicht gibt.
Aber so bin ich halt -wenn, dann mit vollem Einsatz. Ich muss versuchen, das etwas runter zu schrauben, aber es fällt mir sehr schwer. Langsamkeit war noch nie mein Ding, seit einiger Zeit muss ich mich rein bewegungstechnisch schon an langsam gewöhnen, da lege ich mich dort, wo's geht, halt freudestrahlend richtig ins Zeug.
Doch ich weiß, dass es unvernünftig ist und werde mein Bestes tun, mich auf einem etwas niedrigeren Level einzupendeln. Sogar meine Chefs warnen mich ja schon, dass ich nicht wieder in das frühere Fahrwasser geraten soll. Also gut, erster Vorsatz fürs bevorstehende Neue Jahr.
Jetzt mache ich erst mal Weihnachtsurlaub.

Meine Töchter kommen mit ihren Freunden an Weihnachten zu mir - und auch Frederick kommt.
Ja, wir haben wieder zusammengefunden und ich habe das Gefühl, nach all dem Schlamassel der letzten Monate ist nun am Jahresende wieder alles an seinem Platz. Auch er und ich.
Es ist ein sehr schönes Weihnachtsfest. Ich habe meine Wohnung hübsch geschmückt und auch einen echten Tannenbaum aufgestellt mit vielen matten und glänzenden roten Kugeln. Rot musste sein in diesem Jahr! Und eine Nordmanntanne auch. In den letzten Jahren tat es auch

ein Plastikbaum auf dem Balkon, dem man das Unechte auf die Entfernung gar nicht ansah.
Aber jetzt, am ersten Weihnachten in meinem neuen Leben kommt das für mich gar nicht in Frage.
Wir hangeln uns von Gans über Fondue zu Raclette und haben während all dieser Feiertage eine sehr harmonische Stimmung.
Frederick kennt meine neuen 'Schwiegersöhnchen' noch genau so wenig wie die ihn, doch alle verstehen sich bombig und ich genieße diese Tage in vollen Zügen.

Es hat sich zum Schluss doch noch alles zum Guten gewendet. Das Jahr geht dem Ende zu und wir können den Stress und die ganze schlimme Zeit mit ihm abschließen und ein bisschen hinter uns lassen.
Mit Sicherheit werden wir sie nicht vergessen, aber im Vordergrund steht jetzt der positive Ausgang der anfänglich so üblen Geschichte.
Kajas Fuß ist wieder gut verheilt, mein Zustand ist stabil und lässt auf weitere Besserung hoffen, beide Mädels haben sehr nette Partner - und Frederick und ich wagen voller Zuversicht einen echten Neubeginn.

*

Es ist Silvester.

Nach dem Trubel der Weihnachtstage ist Ruhe eingekehrt. Meine Töchter sind nebst Freunden wieder zu sich nach Hause abgereist. Auch Frederick genießt ein paar freie Tage bei sich, bevor sein Alltag wieder losgeht.

Ich bringe meine Wohnung wieder in die alte Form zurück, räume die letzten Weihnachtssouvenirs fort -bis auf den Tannenbaum, der bleibt noch bis zum 6.Januar stehen- und mache es mir gemütlich.

Vielleicht kann ich in diesem Jahr mal einfach Silvester verschlafen, ein bisschen Fernsehen und dann ins Reich der Träume. Das habe ich mir schon seit langem gewünscht.

Früher, als Kind, wurde ich immer um kurz vor Mitternacht aus dem Schlaf geweckt und musste mit den anderen auf das Neue Jahr 'anstoßen'. Ich hatte zwar nichts gegen einen Schluck Zitronenlimonade einzuwenden, aber mitten in der Nacht hätte es nicht unbedingt sein müssen.

Später, als Teenie, gab es immer noch das gleiche Ritual, ich wurde geweckt, bekam aber inzwischen einen Schluck Sekt mit Orangensaft zum Anstoßen. Damals empfand ich diesen Silvester-Zwang schon als reichlich lästig.

Noch später war es eigentlich auch immer dasselbe Spiel, in größerer Gesellschaft oder nur in Familie, egal, es musste bis Mitternacht gewartet werden. 'Zwangsbeglückung' nannte ich es oft insgeheim.

Als meine eigenen Kinder älter wurden, hatte ich oft Taxidienst, um sie zu ihren Feten hin- und auch wieder nach Hause zurück zu fahren.

Diesmal aber habe ich die freie Auswahl, ich kann machen was ich will!

Erst einmal spiele ich ein bisschen Klavier. Dann schaue ich eine Weile Fernsehen, das Alle-Jahre-wieder-Silvesterprogramm.

Ich hole meinen Rolli aus dem Fahrradkeller, wo er seit meiner Heimkehr von der Reha zwischen schicken Mountainbikes und Cityrädern sein Dasein fristet. Ein paar Streicheleinheiten bekommt er, indem ich ihn mit einem weichen Staubtuch etwas sauber mache.

"Danke für all deine guten Dienste," sage ich feierlich, "bist 'n netter Kerl -trotzdem hoffe ich, dass ich dich nie wieder brauchen werde!"

Als Nächstes betrachte ich mir meine 4cm kurze, fadendünne Mininarbe und den sich darunter abzeichnenden ICD und bringe ihm ein Lobesständchen: "Hey Jude, du machst es gut! Bleib mein Freund und mach so weiter."

Dann öffne ich eine Flasche Piccolo und stoße mit meinem Defi, meinem Rolli und mir selbst an: "Auf ein gutes Neues!"

Eine Stunde später bin ich dann doch nicht schlafender Weise im Bett sondern putzmunter und fast ein bisschen glücklich in dem hübsch und festlich geschmückten Lokal meines Lieblingsgriechen und tanze -wenn auch noch nicht besonders elegant- bis in die frühen Morgenstunden.

Gerade eben hat das 'gute Neue' begonnen!

Nachtrag

Mai 2008.
Ein Jahr ist seit meinem plötzlichen Herztod vergangen. Erst ein Jahr - oder schon ein Jahr?
Ich sehe den 11. Mai als neuen Geburtstag an und lasse anlässlich dieses Datums das Erlebte des letzten Jahres sehr bewusst Revue passieren.
Was habe ich in dieser, in Bezug auf die Schwere des Ereignisses gesehen doch relativ kurzen Zeit alles geschafft? Mein Alltagsleben verläuft inzwischen im Prinzip zumindest nach außen hin so, als wäre nichts Dramatisches geschehen. Freunde bestätigen mir, dass man mir nichts mehr anmerkt. Ich laufe bereits wieder ziemlich selbstverständlich, wenn auch immer noch schmerzgeplagt durch die Gegend, so dass ich mir an manchen Tagen selbst eindringlich klar machen muss, dass genau diese Tatsache noch vor kurzem mein sehnlichster Wunsch war. Immer dann, wenn irgendwelche Kleinigkeiten meine Stimmung zu beeinträchtigen drohen, halte ich mir selbst vor Augen, wie es mir vor ein paar Monaten ging und was in dieser Zeit einzig für mich wichtig war: Laufen können, mich selbst versorgen können, wieder autark sein und selbstständig den Alltag bewerkstelligen können. Mehr nicht. Das war die einzige Priorität. Alles andere erschien dagegen absolut klein und unwichtig.
Heute beherrschen bereits wieder andere Themen mein Leben: Die Arbeit, die finanziellen Sorgen, Ärger mit irgendwelchen Menschen, die im Prinzip gar keine wirkliche Wichtigkeit für mich haben, deretwegen ich mich aber wider besseres Wissen aufrege, was mir enorm viel Energie raubt. Dieser unglaubliche Kreislauf von Unwichtigkeiten, den

ich doch nach meinem Event im letzten Jahr auf gar keinen Fall wieder in Gang kommen lassen wollte!

Man gerät wohl einfach in den Strudel des Alltäglichen und lässt sich mitreißen, wenn man nicht sehr bewusst dagegen steuert und sich immer wieder klar macht: Stopp! Hier ist Ende der Fahnenstange! Du hast deine Quittung für solche Art zu leben doch nun dicke bekommen. Nutze nun diese zweite Chance, um so viel wie möglich anders zu machen als früher.

Das ist leichter gesagt als getan, denn man hat ja irgendwie eine Vorstellung von sich selbst, man sieht sich und wie man 'ist' in einer bestimmten Art und Weise und möchte gerne daran festhalten.

Mir kommt es so vor, als würde ich nach diesem heftigen Eingriff des Schicksals in mein Leben und nach all dem Leiden möglichst viel von der alten Kristina wiederfinden wollen, so zu sagen als Sicherheit, als Orientierung für mich selbst. Am liebsten würde ich da weiter machen, wo ich vor einem Jahr gnadenlos heraus gerissen wurde. Es fällt mir manchmal schwer zu akzeptieren, dass das nun gerade weder möglich ist noch wirklich clever wäre.

Immerhin habe ich ja in den letzten Monaten wirklich viel erreicht.

Nachdem ich Ende letzten Jahres meinen Schwerbehinderten-Ausweis erhalten hatte, dachte ich noch: "Jetzt hast du's schwarz auf weiß bzw. schwarz auf grün-rosa, 70%. Das war's dann." Es war wie ein Schlag ins Genick, die paar Vergünstigungen, die man dadurch hat, erschienen mir wie Hohn. Mir brannte sich nur das von mir immer noch nicht geschätzte Wort 'behindert' – jetzt auch noch schwer!- ins Hirn.

Eine Weile hatte ich damit zu tun, diesen 'Stempel' zu verdauen, doch ich gewöhnte mir schnell an, zu jeder Gelegenheit allen möglichen Bekannten gegenüber zu Übungszwecken das B-Wort

auszusprechen:"Mach dich mal nicht so breit, du weißt doch, ich bin behindert!", "Kannst du mal bitte aufstehen, damit ich mich setzen kann? Du weißt doch, ich bin behindert!" , "Holst du mir bitte mal die Jacke? Du weißt doch, ich bin…" oder auch:"Wiederhol' bitte noch mal, was du gesagt hast! Du weißt doch, ich bin…"
Die Lacher, die ich damit erntete, halfen mir tatsächlich bei der Verarbeitung dieses B-Themas. Heute lache ich selbst darüber und habe auch hier und da schon mal ein paar Vorteile des Ausweises ausgenutzt.
Na, geht doch!

Mein Entsetzen über mein Spiegelbild zu Klinikzeiten und danach hat sich inzwischen auch etwas gewandelt. Damals war ich klapperdürr, was mir absolut nicht stand, da ich vom Knochenbau eher etwas breiter (positiv ausgedrückt: athletisch) gedacht bin und nicht zierlich und schmal. Die an Armen, Beinen, Bauch und Po schlapp herunter hängende Haut und die fehlenden Muskeln hatten mir ja psychisch ganz schön zu schaffen gemacht. Eigentlich verwunderlich, dass man in solch extrem leidvollen und schmerzbehafteten Zeiten noch den Kopf für Eitelkeiten frei hat. Ist aber so.
Jedenfalls hat sich dieses klapprige Aussehen inzwischen durch die Medikamente absolut ins Gegenteil verwandelt, was mir nun auch wieder nicht Recht ist und woraus ich wieder einen Grund zu 'leiden' basteln könnte. Innerhalb der letzten sechs Monate habe ich locker 10 Kilo zugenommen, wieder passt mir nichts mehr, wieder bin ich unzufrieden. Doch leiden tu ich diesmal nicht, da mir beim Blick in den Spiegel zwar einige Körperrundungen mehr auffallen, mir dafür aber ein

nicht so abgemagertes, schmales, ausdrucksloses Gesichtchen sondern meistens ein fröhliches, verschmitztes Grinsen entgegenblickt.

Mir sind einige Einschränkungen, die ein 'Defilaner'-Dasein so mit sich bringt, durchaus bewusst. Es sollte vor allen Dingen alles ein bisschen ruhiger zugehen, Aufregungen sind gar nicht gut. Ich merke gerade Letzteres ab und zu, denn mein Defi ist anscheinend sehr sensibel, was den Zustand meines Nervenkostüms betrifft. Natürlich ist das nicht wirklich so, sondern er reagiert auf eventuelle Herzrhythmusstörungen, die bei mir mit Ärger direkt einhergehen. Aber ich mag es, wenn ich meinen 'Jude' etwas vermenschliche und ihm eine hohe Sensibilität unterstelle. Schließlich ist er ja nun wirklich mein Lebens-Gefährte (…bis dass der Tod euch scheidet….), da soll ihm auch ruhig ein bisschen Persönlichkeit und Menschlichkeit zugestanden werden. Klingt vielleicht albern, ist aber ein durchaus probates Mittel, mit diesem Computer im Brustmuskel und seiner Sonde in meinem Herzen umzugehen, ohne bei der reellen Vorstellung des Gerätes und seiner immerwährenden Habachtstellung gleich durchzudrehen.

Ich habe im Internet das so genannte 'Defibrillatorforum' gefunden, in dem Betroffene und Angehörige kommunizieren, ihre Sorgen, Probleme und Fragen in Bezug auf den Defi los werden können und von anderen, zum Teil bereits erfahreneren Defiträgern Rat und Auskunft erhalten. Dieses Forum hat mir selbst auch viele Antworten geben können auf Fragen, die sich im Alltag stellen, die aber von den Fachärzten bei den regelmäßigen Defi-Kontrollen nicht beantwortet oder sogar als unwichtig abgetan werden, weshalb man sich mit der Zeit derlei Fragen von vorneherein spart.

Dieses Forum ist ein echter Glücksfall, obwohl ich drei Anläufe gebraucht habe, bis ich mich dort wohlgefühlt habe, da mich die einzelnen Schicksale und vor allem auch die Probleme einiger Leute mit dem Defi zunächst stimmungsmäßig sehr runtergezogen haben. Durch manche Betroffenen-Geschichten bekam ich mehr Angst als ich bisher hatte, sah ich doch, was alles schiefgehen kann. Doch letztendlich überwog die wirklich hilfreiche Auskunft bei allen Fragen und vor allem auch der überaus liebevolle Umgang der einzelnen Menschen mit einander. Man wird hier wirklich herzlich aufgenommen und keine Schilderung eines Problems wird belächelt, sondern alles wird Ernst genommen und jeder versucht jedem weiter zu helfen.

Im Forum habe ich viele Menschen kennen gelernt, die nicht solch ein Glück mit ihrem Defi haben wie ich. Manche mussten aus unterschiedlichsten Gründen bereits einen oder auch schon den zweiten neuen Defi implantiert bekommen. Bei manchen gibt der kleine Kerl ständig inadäquate Schocks ab, die sie von jetzt auf gleich knock-out setzen und die sehr schmerzhaft sein sollen.

Das sind so Gelegenheiten, bei denen ich allein beim Lesen schon meinen fähigen Ärzten in der Kendeler-Klinik aufs Neue von Herzen danke und meinen eigenen Defi noch ein Stückchen lieber gewinne. Vielleicht liegt sein meist ruhiges Verhalten ja doch an meinem allmorgendlichen Begrüßungsliedchen: Hey Jude, don't make it bad...! Wer weiß?

Im Privatleben habe ich das Gefühl, dass meine Freunde und Bekannten meinen ganzen Schlamassel der letzten Monate mindestens in dem gleichen Maße wegfiltern wie ich. Es ist soweit alles wieder okay, Kristina ist wieder die Alte, ist ja alles noch mal gut gegangen.

Manchmal verstehen sie ein paar meiner Verhaltensweisen nicht so genau, fragen sich, warum ich nicht mit auf Konzerte oder andere Veranstaltungen gehe. Zum Teil hängt das mit dem Defi zusammen, zum Teil steht mir einfach nicht der Sinn nach Menschenmassen und Trubel. Ich versuche halt, jede Art von zusätzlichen Anstrengungen einfach zu vermeiden.

Von meinem wirklichen Befinden bekommen die Leute meist gar nichts mit, genau so will ich es ja auch. Trotzdem gibt es ja dieses wirkliche Befinden, und an manchen Tagen schleicht sich schon auch ab und zu der Gedanke ins Bewusstsein: "Oh Mann, wenn das alles jetzt so bleibt, dann ist es nicht wirklich die reine Freude, so weiterleben zu müssen."

Die ganz normalen, alltäglich anfallenden Arbeiten im Haushalt fallen immer noch ziemlich schwer und verlangen mir einen hohen Krafteinsatz ab. Aber ich kann sie verrichten -dauert halt nur etwas länger als 'normal'.

Die Schmerzen in den Muskeln und Gelenken sind nach wie vor, da ohne jegliche Besserung, das Thema Nr. 1 an jedem Tag. Morgens ist es ganz schlimm, und ich muss ordentlich die Zähne zusammen beißen, wenn ich früh um acht an die Schreibarbeit für die Praxis muss. Sieben Stunden am PC sitzen, sieben Stunden aufs Höchste konzentriert schreiben, das ist manchmal fast nicht zu bewältigen.

Aber bisher habe ich diesen Gewaltakt jeden Tag durchgezogen. Eine Mischung aus Stolz, das eben doch zu schaffen und Kopfschütteln über meine Sturheit ist das Ergebnis. Manchmal frage ich mich, ob es richtig ist, sich fortwährend selbst so gnadenlos zu zwingen und dabei sicher oft zu überfordern . Ein Blick auf meine finanzielle Situation erspart mir jedoch weiteres Nachdenken über sinnvollere oder gesündere Verhaltensweisen. Ich muss halt. Auch wenn's manchmal echt schwer fällt und sich die Verzweiflung über das Besser-Wissen aber Leider-nicht-danach-handeln-können ab und zu ordentlich Raum verschafft.

Wenn ich nicht gerade arbeite, sitze ich oft auf meinem schönen, in der Relation zu meiner Miniwohnung eigentlich viel zu großen Balkon, lasse die Wärme des Frühsommers auf mich wirken, lese ein Buch und genieße die herrliche Ruhe, die zurzeit nur unterbrochen wird von einem Amselpärchen, das in meinem Yuccapalmen-Topf ein Nest gebaut hat. Ich sehe das als absoluten Vertrauensbeweis mir gegenüber an und überlasse den beiden die eine Hälfte meines Balkons, während sie es mir ohne Weiteres gestatten, mich auf der anderen Hälfte aufzuhalten.
Fünf Eier hat die Amselmutter gelegt und hingebungsvoll bebrütet. Jetzt haben sie und der Amselvater ihre liebe Mühe, den inzwischen geschlüpften Jungen reichlich Regenwürmer und sonstige Delikatessen in die weit aufgerissenen Schnäbel zu stopfen.
Die kleinen Schreihälse, die ihre Schnäbel inzwischen schon weit über den Nestrand hinaus den Eltern entgegen strecken, sind total niedlich anzusehen -im Gegensatz zu voriger Woche, wo mir beim vorsichtigen Blick ins Nest nur ein Gewusel von rosa Fleisch und ein bisschen Flaum geboten wurde.
Jetzt sind es schon richtige Miniamseln und bald werden sie flügge sein und ihr Nest -und damit auch mich- verlassen.
Schade eigentlich, es ist so nett und unterhaltsam, dieser kleinen Familie zuzuschauen.

A propos Familie, ich habe ja schließlich auch eine, und zwar eine ganz wunderbare.

Frederick und ich sind weiterhin zusammen, unsere Beziehung ist noch viel intensiver als vor dem ganzen Kuddelmuddel, das ich damals angerichtet hatte. Der liebevolle Umgang mit einander, das gegenseitige tiefe Verstehen und Verständnis, eine gewisse neue Leichtigkeit und ganz viel gemeinsames Lachen macht unser Leben aus. Manchmal grinse ich verstohlen in mich hinein und denke:"Hat sich ja dann doch gelohnt, dieser ganze Umweg und das Theater, das du da so angezettelt hattest. Bisschen teuer bezahlt –aber nun ist doch alles bestens."

Meine Töchter, ihre Freunde und meine liebevoll so titulierte 'Ersatz-Tochter' (Kiaras beste Freundin Doro aus München) haben mir zu meinem ersten neuen Geburtstag ein super schönes Trekkingrad geschenkt. Kaja hatte sich von mir in letzter Zeit einiges Genörgel über mein Gewicht und meine eingeschränkte Beweglichkeit incl. mangelnde sportliche Betätigung anhören müssen. Fitnessstudio scheitert am Preis. Schwimmen soll ich nicht, jedenfalls nicht so, wie es sein müsste. Andere Sportarten kommen auch nicht wirklich in Frage. Und mein altes Fahrrad tut's echt nicht mehr, ich kann auch wegen der Bandscheibe nicht so gebeugt sitzen, wie es auf diesem alten Mountainbike nötig ist. Aber Fahrrad fahren wäre das Einzige, was ich mir vorstellen könnte und was mir auch früher immer Spaß gemacht hat. So hatte sie dann die Idee, mich ein bisschen per Fahrrad auf Trab zu kriegen, den anderen mitgeteilt und die 'Sammelaktion Trekkingrad' gestartet. Nun bin ich im Besitz eines äußerst bequemen Fahrrads mit allen möglichen Stoßdämpfern, d.h. Gabelfederung, Sattelfederung (Bandscheibe!) und 21 Gängen (hier bei uns geht's ab und zu ganz schön bergauf), Standlicht und dergleichen Luxus mehr.

Nach anfänglichem ängstlichen Ausprobieren –immerhin ist mir ja doch noch ab und zu schwindelig, da wollte ich es ganz langsam angehen lassen mit dem neuen Cardio-Training- bin ich nun schon wieder recht flott unterwegs. Man sagt ja immer, Fahrrad fahren verlernt man nicht. Ist tatsächlich so. Und die Angst, dass gerade beim Radeln mein Defi anspringen und mich vom Rad plumpsen lassen könnte, ja, diese Angst verdränge ich einfach. Man kann ja nicht alle Eventualitäten ständig berücksichtigen, man muss ja auch noch ein bisschen leben können, ohne immerzu an Wenns und Abers zu denken. Jedenfalls macht es mir einen Riesenspaß, endlich wieder ein bisschen Freiheit zu schnuppern und mit dem Fahrrad die Gegend neu zu erkunden. Geht ja auch alles deutlich schneller als mühsam zu Fuß! Welch eine Erkenntnis...

Mein 'Enkelhund' kommt nach wie vor zweimal in der Woche zu mir. Er scheint das genau so zu genießen wie ich, und wir haben immer eine höchst beschauliche Zeit. Er akzeptiert, dass ich erst mal am PC sitze und arbeite, und er scheint zu wissen: Wenn sie damit aufhört, ist sie ganz für mich da und ich bekomme meine Streicheleinheiten und Massagen, so wie es mir gefällt. Er liebt es, auf dem Balkon in der Sonne zu dösen, und ich liebe diese meine eigene kleine Welt: Schlafender Hund, eifrig fütternde Amseln, ich selbst herrlich entspannt mit meinem Buch und leiser Musik aus Kajas MP3-Player.

Das Leben kann schön sein.

Alles in allem kann ich mich doch glücklich und zufrieden schätzen, dass die damaligen Umstände so günstig waren und ich meinen zweiten Lebensanlauf bisher so gut gestalten konnte. Kleinere Einbrüche gibt es immer noch, vor allem stimmungsmäßig. Aber nach nur einem Jahr stellt sich mir die ganze Geschichte als durchaus noch ausbaufähig dar.

Bisher bin ich gut gefahren mit meiner Einstellung: Kämpfen, weiter machen, nicht aufgeben, nicht zufrieden geben mit dem, was ist. Es geht sicher noch ein bisschen mehr und ein bisschen besser.

Auch wenn ich keine großen Pläne für die Zukunft schmiede sondern versuche, jeden Tag per se als neuerliches Geschenk und neue Herausforderung anzunehmen, so stehen doch auch für mich noch ein paar Kleinigkeiten für dieses Jahr auf meiner persönlichen Wunschliste: Ich möchte gerne ….

… wieder nach München.